Sandra Fluri

Gelebte Nächstenliebe

Sandra Fluri

Gelebte Nächstenliebe

Meine Arbeit mit den Schwerstkranken in der Palliative Care

Fromm Verlag

Imprint
Any brand names and product names mentioned in this book are subject to trademark, brand or patent protection and are trademarks or registered trademarks of their respective holders. The use of brand names, product names, common names, trade names, product descriptions etc. even without a particular marking in this work is in no way to be construed to mean that such names may be regarded as unrestricted in respect of trademark and brand protection legislation and could thus be used by anyone.

Cover image: Vom Autor bereitgestellt

Publisher:
Fromm Verlag
is a trademark of
International Book Market Service Ltd., member of OmniScriptum Publishing Group
17 Meldrum Street, Beau Bassin 71504, Mauritius

Printed at: see last page
ISBN: 978-620-2-44288-6

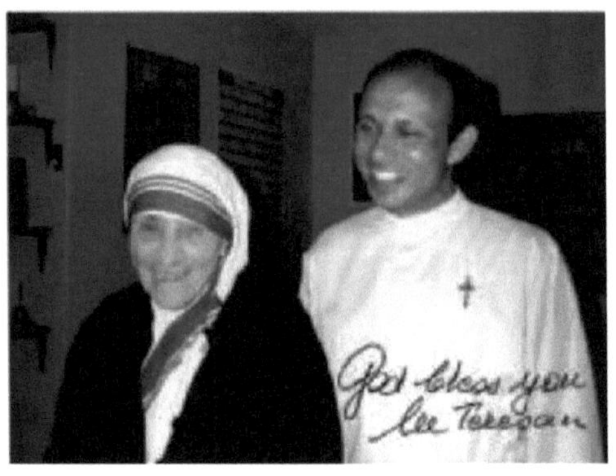

„Ich halte die Reichen für arm.
Manchmal sind sie im Inneren einsamer.
Sie sind niemals zufrieden.
Sie brauchen immer irgendetwas noch dazu.
Ich glaube, dass Armut schwer zu beseitigen ist.
Aber Hunger nach Liebe
ist noch viel schwieriger zu beseitigen
als der Hunger nach Brot.“[1]

---

[1] Alle Sprüche, Gebete und Gedanken von Mutter Teresa sind entnommen aus: Mutter Teresa: Ihr Leben, ihre Worte ihre Bilder (ohne Seitenzahlen). Pattloch Verlag. München 2003
http://www.mc-contemplative.org/wp-content/uploads/2012/07/god-bless-you.jpg

Zum Geleit

Das Büchlein von Sandra Fluri ist besonders, es ist anders als die gesamte Literatur, die wir aus den narrativen Auseinandersetzung mit dem Sterben und der Trauer und in der Folge von Palliative Care kennen.
Es ist ein sehr persönliches Buch, geleitet von tiefen existenziellen, humanen, ja liebenden Vorstellungen zum Menschen in Not hin und man muss wohl auch sagen, einer Not, die fast unbeschreiblich ist, die zum Himmel schreit und stinkt.
Sandra Fluri geht hinein in diese Not der Menschen in Indien mit einem offenen und verwundbaren Herzen, sie öffnet sich für die Menschen in Kalkutta, die als Elende buchstäblich ausgesetzt sind in ihrer letzten Lebenszeit, auf den Straßen liegend ihr Leben lassen und vielleicht in den Gesten der Hinwendung, des da Bleibens einmal Leben anders ahnen und fühlen können.
Es ist ein religiös-spirituelles Buch, nicht nur weil Sandra Fluri ihre eigenen, aus dem Evangelium gespeisten von Mutter Theresa und ihren Schwestern inspirierten Erfahrungen einfach, unmittelbar und selbstverständlich ausdrückt, und es ist so dadurch ein kritisches Buch. Denn es nimmt die Leserinnen und Leser mit auf eine Wanderung zwischen der hochtechnisierten und oft perfekt inszenierten und manchmal eben auch kalten Welt von Palliative Care im Westen und in eine Welt des Ostens, dem existenziellen Ausgeliefertsein in Staub, Dreck, Eiter und quälenden und quellenden Wunden von indischen Frauen und Männern im Sterben. Das ist eine Kulturwanderung und Gratwanderung.

Man kann die Augen nicht verschließen, ist bewegt und berührt, betroffen und bleibt zweifelnd zurück, mit Fragen die die eigenen Lebens-, Denk und Handlungsweisen relativieren. Das ist mehr als man von einem Buch erwarten kann.

Prof. Dr. Andreas Heller, Wien 2017

[2] Kolkata – bengalisch für Kalkutta; im folgenden Text wird stets der bengalische Ortsname verwendet.

Über die Autorin Sandra Fluri

Seit meiner Geburt am 23. Mai 1975, lebe ich zusammen mit meinen Eltern in Mümliswil im Kanton Solothurn. Ich konnte es kaum abwarten in der Schule lesen und schreiben zu lernen, denn alles was in irgendeiner Form gedruckt war, begeisterte mich. Ich war also ein „klassischer" Bücherwurm.
Nach der obligatorischen Schulzeit absolvierte ich zuerst eine Ausbildung zur Spitalgehilfin. Da mir dieser Beruf so gut gefiel, bildete ich mich weiter, erst zur geprüften Krankenpflegerin, später zur diplomierten Krankenschwester. Daran anschliessend erfolgte die höhere Fachausbildung in Onkologie.
Nach einigen Jahren der Arbeit auf verschiedenen Stationen im Krankenhaus beschloss ich mich im Bereich Palliative Care zu engagieren. Nach diversen Lehrgängen und Fortbildungen schloss ich meinen beruflichen Werdegang mit Palliative Care Master of Advanced Studies an der Alpen Adria Universität Klagenfurt/Wien ab.
Abschalten von meiner anspruchsvollen Arbeit kann ich am besten auf ausgedehnten Spaziergängen und Wanderungen mit meinem Hund Ronny durch die Natur und bei der Gartenarbeit.

Die Erfahrungen, die ich in meinem Buch beschreibe und auch verarbeite, sammelte ich während sieben Jahren, in denen ich freiwillige Missionsarbeit in den Slums von Kolkata geleistet habe.
Wie ich auf die Idee kam nach Indien zu gehen? Das kann ich ihnen erzählen. Ich erinnere mich noch ganz genau an diese Situation.

Während meines Studiums, insbesondere während des Schreibens an meiner Abschlussarbeit, hatte ich eine Krise. Mich beschäftigte die Frage, warum ich mir eigentlich diesen ganzen Stress antue? Was hat das für einen Sinn? Ich bin sicher nicht die erste und einzige Studentin, der es so ging. Viele Leser können das bestimmt nachvollziehen. Mir wurde einfach alles zu viel. Die Arbeit wuchs mir buchstäblich über den Kopf und ich hatte Angst, dass ich es nicht bis zum Ende durchhalten kann.

Als gläubige Christin suchte ich Hilfe bei Gott und meinem Glauben. So kam es, dass ich im April 2010 nach Einsiedeln pilgerte, um Kraft zu tanken für mein Examen. In der Abtei- und Kathedralkirche Maria Himmelfahrt und St. Mauritius kniete ich vor dem Allerheiligsten und fragte Jesus: „Für wen mache ich dieses Studium überhaupt? Für mich? Oder will ich irgendjemandem irgendetwas beweisen? Was soll ich nach meinem Abschluss damit anfangen? Will ich das überhaupt noch?“ Alle diese Fragen schwirrten in meinem Kopf herum. Ich betete weiter vor mich hin und wusste mir selber keinen Rat.
In diese Stille hinein quitschte plötzlich eine alte Seitentüre, aus der zwei Schwestern des Mutter Teresa-Ordens in die Kirche traten. Ich war ganz perplex und gleichzeitig aufgewühlt und ergriffen. War das Zufall oder hatte Jesus mir ein Zeichen geschickt? War das seine Antwort auf meine Sinnfrage?

Genauso fasste ich es auf. Ich schaute zu Jesus am Kreuz hinauf und sagte: „Aha! Du denkst also, dass ich nach Indien gehen sollte?" Ich habe natürlich kein klares ja oder nein als direkte Antwort erhalten. Aber der Anblick der beiden Schwestern hat mich nachhaltig zum Nachdenken gebracht. Ich begann mich mit Mutter Teresa, ihrem Leben und Wirken zu beschäftigen und beschloss nach Kolkata zu reisen, egal ob ich das Examen bestehe oder nicht.
Und so machte ich mich im Juni 2010 erstmals auf nach Indien, um zu helfen.

Kapitel 1

Mutter Teresa war - neben Cicely Saunders - die zweite Pionierin in der Geschichte von Palliative Care. Sie verkörperte auf eine einfache und tiefe Weise, was es heisst, für arme, schwerkranke und sterbende Menschen da zu sein. Dabei machte sie keinen Unterschied, welche Religion oder welche Hautfarbe dieser Mensch besass, ganz im Gegenteil. Einen besonders wertvollen Gedanken äusserte Mutter Teresa immer wieder:

„Egal welche Rasse, egal welche Religion, es sind alles Kinder Gottes."

Definition von Palliative Care:

Es ist wichtig für das weitere Verständnis des Buches, den Begriff Palliativ Care näher zu erläutern. Man muss diesen Begriff verstehen, um dem Buch weiter folgen zu können in eine etwas andere Welt, wo die materiellen Dinge nicht an erster Stelle stehen, sondern der Mensch in seiner Person im sozialen, spirituellen, physiologischen und psychologischen Kontext.
Die englische Pionierin Cicely Saunders erklärt Palliative Care mit den folgenden Worten: „Es geht nicht darum, dem Leben mehr Tage ‚sondern den Tagen mehr Leben zu geben"[3] und „Du zählst, weil Du Du bist, und Du sollst bis zum letzten Augenblick Deines Lebens von Bedeutung sein".[4]

---

[3] Vgl.: google.ch: Cicely Saunders Zitate.
[4] Vgl.: ebd. Die Definition der Weltgesundheitsorganisation (2002), übersetzt und frei adaptiert von Cornelia Knipping[4]:

„Palliative Care ist ein Ansatz zur Verbesserung der Lebensqualität von Menschen und ihren Familien, welche sich im Erleben und in der Auseinandersetzung mit einer unheilbaren, fortschreitenden Krankheit befinden. Dies soll erfolgen durch Prävention und Linderung von Leiden, durch eine frühzeitige Identifikation, tadellose Einschätzung und Linderung von Schmerzen und anderen belastenden Ereignissen physischer, psychosozialer, kultureller und spiritueller Art".

Im Einzelnen heisst dies: Palliative Care

- bietet Unterstützung zur Linderung von Schmerzen und anderen belastenden Symptomen an.
- bekennt sich zum Leben und betrachtet Sterben und Tod als einen natürlichen Prozess.
- setzt sich dafür ein, das Sterben weder zu beschleunigen noch hinauszuzögern.
- erweist sich in der frühzeitigen Integration psychologischer, sozialer, kultureller und spiritueller Aspekte.
- erfolgt durch das rechtzeitige Angebot eines unterstützenden Systems, um den betroffenen Menschen zu helfen ein möglichst aktives Leben bis zum Tod zu führen.
- erfolgt durch das rechtzeitige Angebot eines unterstützenden Systems, um den Familien zu helfen, die einzelnen Phasen im Krankheitsverlauf (Diagnose, Therapie, Nachbehandlung, Sterben und Tod) und die eigene Trauer zu bewältigen (Coping).
- erfordert ein interprofessionelles Team, welches sich primär an den Bedürfnissen des unheilbar kranken Menschen und seiner Angehörigen ausrichtet und, sofern dies gewünscht und indiziert ist, auch Trauernde begleitet.

- soll Lebensqualität unterstützen und den Krankheitsverlauf positiv beeinflussen.

- ist bereits in der frühen Phase einer unheilbaren Erkrankung in Verbindung mit anderen Interventionen wie Chemotherapie oder Bestrahlung umzusetzen, welche lebensverlängernd wirken können und schliesst weitere diagnostische Interventionen für einen wirksamen Umgang mit belastenden Symptomen und Komplikationen ein (vgl. Definition Palliative Care Weltgesundheitsorganisation 2008).

The Definition of Palliative Care:

Palliative care is an approach that improves the quality of life of patients and their families facing the problem associated with life-threatening illness, through the prevention and relief of suffering by means of early identification and impeccable assessment and treatment of pain and other problems, physical, psychosocial and spiritual. Palliative care:

- provides relief from pain and other distressing symptoms; affirms life and regards dying as a normal process;
- intends neither to hasten or postpone death;
- integrates the psychological and spiritual aspects of patient care;
- offers a support system to help patients live as actively as possible until death;
- offers a support system to help the family cope during the patients illness and in their own bereavement;
- uses a team approach to address the needs of patients and their families, including bereavement counselling, if indicated;
- will enhance quality of life, and may also positively influence the course of illness;
- is applicable early in the course of illness, in conjunction with other therapies that are intended to prolong life, such as chemotherapy or radiation therapy, and includes those investigations needed to better understand and manage distressing clinical complications.[5]

---

[5] Vgl.: www.who.int/cancer/palliative/definition/en vom 08.04.2011

Definition von "Total Pain"

Unter dem Begriff "Total Pain" verstehen wir die intensivste Auseinandersetzung von Schwerkranken und Sterbenden mit der Trauer und dem baldigen Tod. Cicely Saunders beschreibt dies wie folgt:

„Much of what is written here is concerned with feelings, with emotional and family suffering. These have frequently been described as making up the complex „total pain"....The automatic prescribing of antidepressant drugs or tranquillizers it to be depreciated; grief is appropriate, and the understanding of suffering and its creative handling may be as important as attempts at its alleviation".[6]

Bei vielem des hier Gesagten geht es um Gefühle, um emotionales und familiäres Leiden. Sie werden oft als Komponenten des Komplexes „Total Pain" dargestellt.
Das automatische Verschreiben von Antidepressiva oder Tranquilizern ist ausdrücklich abzulehnen. Trauer ist angemessen, und ein Verstehen des Leidens und der kreative Umgang damit sind unter Umständen ebenso wichtig wie seine Linderung.

---

[6] Frei zitiert nach Saunders 1984. Cicely Saunders ist eine Pionierin der Palliativ Medizin. Sie hat als eine der Ersten die Wichtigkeit dieses Ansatzes formuliert und praktiziert.

Dem Schmerz Worte geben...

Wie oft höre ich den Satz: „Schwester, ich habe Schmerzen." Es scheint mir so, dass die Patientinnen und Patienten wissen, wo es schmerzt, aber nicht, wie es schmerzt. Nur zu oft erlebe ich, wie behandelnde Ärzte, Pflegefachleute und alle anderen Beschäftigten, die im medizinischen, pflegerischen Alltag tätig sind, den Schmerz nur in der körperlichen Dimension wahrnehmen und behandeln. Das heisst, wenn sie Schmerz hören, so assoziieren sie automatisch oftmals nur den körperlichen Schmerz. Sicher hat dies auch seine Berechtigung, doch es gilt gerade in der Palliative Care den Schmerz als ganzheitliche Angelegenheit im Menschen zu sehen.
Wir Menschen bestehen ja nicht nur aus einem Körper, sondern wie Liliane Juchli sagt, auch aus einem Geist und einer Seele. Dieser ganze Körper, dieser ganze Mensch ist in dieser Ganzheitlichkeit zu sehen. Mir ist sehr wohl bewusst, dass hier ein Paradigmenwechsel erfolgen muss, im Umgang mit dem Schmerzverständnis.

In der Palliativen Betrachtungsweise und Versorgung sieht man den Schmerz eines Menschen in Anbetracht seiner Ganzheitlichkeit in einem Umfeld von vier Dimensionen:

- Biologisch/körperlich,
- Psychologisch/seelisch
- Soziokulturell/sozial/materiell/finanziell
- Spirituell/geistig/religiös

Es scheint mir von grösster Wichtigkeit diese Dimensionen im täglichen Alltag, im Umgang mit Schmerzpatienten anzuwenden. Wir dürfen nie vergessen, dass wir Menschen pflegen und betreuen und nicht Roboter oder Maschinen warten.

Wir alle bestehen aus Körper, Geist und Seele, drei Komponente, die untrennbar miteinander verbunden sind. Wenn man Schmerzen nicht lindern kann, auch nicht mit hohen Dosen Morphin oder anderen Substanzen, dann sollte man sich ganz klar bewusst sein, dass der Schwerpunkt in einer anderen Kausalität liegt, wie zum Beispiel in der psychologischen/seelischen oder auch in der soziokulturellen/materiellen Dimension.

Als ich im Herbst 2010 erstmals nach Indien reiste, um den Ärmsten der Armen in den Slums und auf der Strasse zu helfen, begegnete mir das Phänomen Schmerz auf eine ganz andere Weise. In Kolkata, wo ich bei den „Missionaries of Charity[7] gearbeitet habe, die sowohl ein Sterbehospiz, als auch ein Alten-, Pflege- und Behindertenheim unterhalten, hat der Schmerz eine wesentlich andere Dimension, als wir es hier in Europa gewöhnt sind.

Es finden viele, sehr arme Menschen den Weg in die Häuser der Missionarinnen der Nächstenliebe. Sie sind übersät mit grossen, tiefen und offenen Wunden, müssen unvorstellbare Schmerzen erleiden, die meist durch Lepra verursacht sind. Dazu kommt, dass sie sich auf Grund ihrer grossen Armut keinerlei medizinische Versorgung leisten können. Und schon gar nicht Schmerzmedikamente. Wer kein Geld hat, um sich Essen zu kaufen, hat natürlich auch kein Geld für einen Klinikaufenthalt. So sehen wir hier anhand dieser Schilderungen wie zentral dieses Thema Total Pain ist. All diese Menschen leiden unter körperlichen, aber auch materiellen und sicher auch unter seelischen Schmerzen.
Ich denke, dass man noch einen Schritt weitergehen sollte als Cicely Saunders mit ihrer Definition von Total Pain. Meines Erachtens muss man den Begriff erweitern auf alle chronisch kranken Menschen, die vielleicht nicht unmittelbar im Sterben liegen, sondern noch voll im Leben

---

[7] Missionaries of Charity, deutsch: Missionarinnen der Nächstenliebe, Orden von Mutter Teresa, volkstümlich auch Mutter Teresa-Schwestern genannt. Im folgenden Text wird die deutsche Bezeichnung verwendet.

stehen, aber durch ihre Erkrankung eingeschränkt sind und ebenfalls von Schmerzen belastet sind.
Jede Schmerzanamnese muss die oben beschriebenen Dimensionen berücksichtigen.
Es kann und darf nicht sein, dass nur die körperlichen/biologischen Faktoren in einer Schmerzanamnese aufgenommen werden und die anderen Aspekte nicht. Der ganzheitliche Ansatz soll für alle Menschen zugänglich sein, egal welche Hautfarbe, welche ethnische Herkunft sie haben oder welcher Religion sie angehören. Diese Hilfe sollen alle Menschen erhalten, die sie brauchen, ganz gleichgültig, ob sie arm oder reich sind.

„Eine neue Art zu denken ist notwendig,
wenn die Menschheit überleben will.[8]
(Albert Einstein)

[8] Vgl.: www.zitate.net/albert-einstein-zitate, Seite 4.

Vorstellung von Mutter Teresa und ihrer Arbeit

„Wenn ich jemals eine Heilige werde - dann gewiss eine Heilige der Dunkelheit. Ich werde fortwährend im Himmel fehlen - um jenen ein Licht zu entzünden, die auf Erden in Dunkelheit leben[9]
(Mutter Teresa).

Biografische Eckdaten von Mutter Teresa[10]

Mutter Teresa wurde am 26. August 1910 als Agnes Bojaxhiu in Skopje geboren, damals gehörte die Stadt zu Albanien, heute ist sie die Hauptstadt Mazedoniens. Mit achtzehn Jahren trat sie in den Orden der „Loretto-Schwestern“ in Rathfarhan bei Dublin ein. Alles schien auf eine „übliche" Missionskarriere hinzudeuten, als sie im indischen Darjeeling ihr Noviziat absolvierte. Auch die kommenden zwanzig Jahre verliefen durchaus in kalkulierten Bahnen. Sie wurde Geographie-Lehrerin und schließlich Direktorin in der Missions-High-School Saint Mary in Kolkata.

Berufung in die Slums

Im Jahr 1946 änderte sich das Leben der Nonne, die inzwischen den Ordensnamen „Teresa" angenommen hat, fundamental. „Gott rief mich", erklärte sie später den plötzlichen Wunsch, ihr Leben völlig umzukrempeln. Sie wollte nicht länger die Kinder reicher, etablierter Inder unterrichten, sondern vielmehr denen helfen, die niemals Aufnahme in eine Eliteschule finden würden.

---

[9] Vgl.: www.deutschlandradiokultur.de/heiligsprechung-von-mutter-teresa. Beitrag vom 4. September 2016.
[10] Feldmann, Christian: Die Liebe bleibt. Das Leben der Mutter Teresa. Herder Verlag. Freiburg i. Br. 1997. 3. Auflage.

Kampf gegen die „schlimmste Krankheit"

Teresa ging nach Tiljala, in eines der schlimmsten Elendsviertel von Kolkata. War es zuerst nur eine Familie, der sie zu helfen versuchte, so wuchs das Heer derer, die Unterstützung im Kampf gegen Hunger oder Krankheit suchten schnell an. Nach nur wenigen Tagen betreute sie bereits mehr als 40 Kranke und Hungernde. Aber es waren nicht nur die physischen Bedürfnisse, derentwegen die Menschen Mutter Teresa aufsuchten. Sie wollten Zuneigung und Verständnis. Und Teresa war bereit, ihnen diesen Wunsch zu erfüllen. „Die schlimmste Krankheit", sagte sie später einmal, „ist nicht die Lepra oder die Tuberkulose, sondern das Gefühl, verlassen und ungeliebt zu sein". Gegen diese Not hatte die Ordensfrau schon bald ihr eigenes Rezept: „Lass nie zu, dass du jemandem begegnest, der nicht nach der Begegnung mit dir glücklich ist". Ihre Arbeit ist für Mutter Teresa ein „Tropfen im Ozean", aber ein Tropfen, der dem Ozean fehlen würde, wenn es ihn nicht gäbe.

Vorbild und Leiterin

Mutter Teresa blieb nicht lange allein. Nur fünf Monate nachdem sie in das Elendsviertel von Kolkata gezogen war, bat ein erstes Mädchen darum, ihr helfen zu dürfen. Wenig später hatten sich bereits so viele Helferinnen gefunden, dass Teresa mit ihnen eine neue Kongregation gründete: die „Missionarinnen der Nächstenliebe". Bald waren die „Missionarinnen der Nächstenliebe" in ganz Indien verbreitet. 1965 entstand die erste ausländische Ordensniederlassung in Venezuela. Weitere Stützpunkte folgten in Tansania, Jordanien, England, in den Städten New York, Belfast, Palermo, und an vielen anderen Orten. Auch im damals noch kommunistischen Osteuropa rang Mutter Teresa Regierung um Regierung die Erlaubnis ab, Stützpunkte ihres Hilfswerkes zu errichten. In Wien gibt es die „Missionarinnen der Nächstenliebe" seit 1985.

Beten statt Festessen

1979 erhielt Mutter Teresa für ihre Arbeit den Friedensnobelpreis. Bei der Verleihung sorgte die kleine Nonne für einige Verwirrung. Ließ sie doch den sonst üblichen Festempfang ausfallen. Anstatt zu essen, betete man. Zur Preisverleihung kam sie mit dem Text von Franz von Assisi „Herr, mach mich zum Werkzeug deines Friedens"[11], den sie an alle Anwesenden verteilte. Anschließend betete sie laut vor. Das Geld für das abgesagte Festessen steckte Mutter Teresa dennoch ein - für die Armen in Kolkata. Auch ihre Dankansprache fiel aus dem üblichen Rahmen. Sie nutzte ihre Rede zu einem leidenschaftlichen Appell gegen die Abtreibung. „Es gibt keine größere Zerstörung des Friedens in der Welt als den Schrei der ungeborenen Kinder", rief sie den Anwesenden zu und ebenso: „Nicht der Kirche, sondern Jesus gegenüber sind wir verantwortlich".

Am 5. September 1997 starb Mutter Teresa in Kolkata an Herzversagen. Bei der Trauerfeier erklärte ihre Nachfolgerin als Ordensoberin, Schwester Nirmala, sie hoffe, dass der Orden künftig mit der gleichen Entschlossenheit für die Armen kämpfe wie bisher. Das Geheimnis des Werks von Mutter Teresa sei ihre Liebe zu Christus gewesen. Teresa hat sich ihr Leben lang verantwortlich gegenüber Christus gefühlt.

Seligsprechung im Jahr 2003

Am Sonntag den 19. Oktober 2003 hat Papst Johannes Paul II. Mutter Teresa in Rom see?liggesprochen. Die Seligsprechung Mutter Teresas war damit eine der schnellsten in der jüngeren Kirchengeschichte. Ende 1998 setzte der Papst für Mutter Teresa eigens das Kirchenrecht außer Kraft, wonach der Prozess zur Seligsprechung erst fünf Jahre nach dem Tod beginnen kann. Offiziell startete der Prozess im Juli 1999. Die Heiligsprechung erfolgte schliesslich am 04. September 2016 durch Papst Franziskus.

---

[11] Das Gebet wird Franz von Assisi zugeschrieben. Historische Belege gibt es jedoch nicht. Vgl.: www.amen-online.de/gebet/friedensgebete/werkzeug.html

Seit dem 27. März 2009 ist die deutsche Ordensfrau Schwester Mary Prema zu ihrer dritten Nachfolgerin als Oberin des Ordens gewählt.

„Das Leben ist eine Chance - nutze sie.
Das Leben ist Schönheit - bewundere sie.
Das Leben ist Seligkeit - geniesse sie.
Das Leben ist ein Traum - mach daraus Wirklichkeit.
Das Leben ist eine Herausforderung - stelle dich ihr.
Das Leben ist eine Pflicht - erfülle sie.
Das Leben ist ein Spiel - spiele es.
Das Leben ist kostbar - gehe sorgfältig damit um.
Das Leben ist Reichtum - bewahre ihn.
Das Leben ist Liebe - erfreue dich an ihr.
Das Leben ist ein Rätsel - durchdringe es.
Das Leben ist ein Versprechen - erfülle es.
Das Leben ist Traurigkeit - überwinde sie.
Das Leben ist eine Hymne - singe sie.
Das Leben ist ein Kampf - akzeptiere ihn.
Das Leben ist eine Tragödie - ringe mit ihr.
Das Leben ist ein Abenteuer - wage es.
Das Leben ist das Leben - verteidige es“.
(Mutter Teresa)[12]

[12] Vgl.: www.blueprints.de/artikel/empfehlungen-grosser-denker/uber-das-leben-von-mutter-teresa.html

Kapitel 2

Die Kultur in Kolkata/Westbengalen

„Wenn wir uns zu viele Sorgen
über uns selber machen,
werden wir keine Zeit
für andere haben."
(Mutter Teresa)[13]

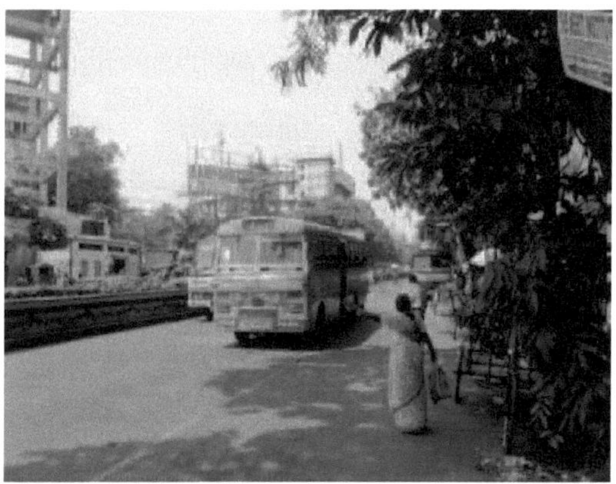

Eindrücke von Kolkotas Strassen

Es ist fünf Uhr morgens und der Ruf des Muezzins ertönt aus den Lautsprechern einer Moschee. Das Leben beginnt. Im Mutterhaus der Missionarinnen der Nächstenliebe erklingen um sechs Uhr die Stimmen der Schwestern, die sich zum Gebet in der Kapelle einfinden.

---

[13] Vgl.: Fussnote 1, Seite 1. https://einjahrohnewinter.wordpress.com/2013/04/14/volle-packung-indien-kalkutta-live/

Die Religion ist ein wichtiger Bestandteil im Leben der indischen Bevölkerung. Viele verschiedene Religionen treffen hier aufeinander. Die meisten Inder gehören dem Hinduismus an. Die zweitgrösste Bevölkerungsgruppe bekennt sich zum Islam. An dritter Stelle folgt das Christentum. Es leben aber auch Buddhisten und Juden in Indien.[16]

---

[16]Die Zahlen zur Verteilung der Religionszugehörigkeit in Indien finden sie unter:
www.ead.de/nachrichten/nachrichten/einzelansicht/article/indien-neue-zahlen-ueber-religionszugehoerigkeit.html (Stand 2015)
und unter:
www.mahatravel.com/reiseinformationen_goetterwelten_religionen-in-indien.

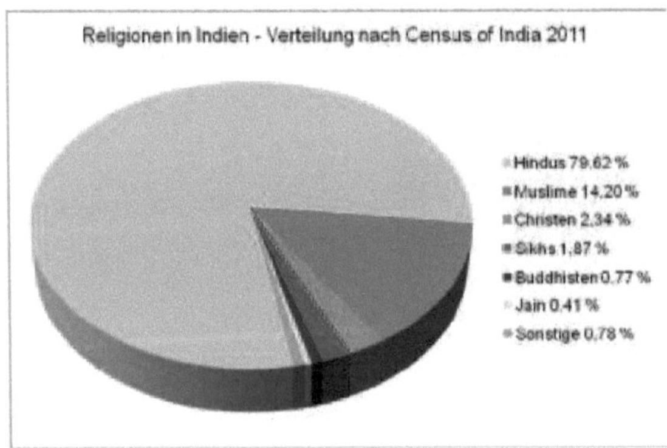

Es ist sicher nachvollziehbar, dass vor diesem religiös kulturellen Hintergrund die Ausübung der Religion einen anderen Stellenwert einnimmt und somit die Tage in Indien anders beginnen als in Schweiz oder ganz allgemein in Europa.
Die Religion nimmt eine zentrale Bedeutung im Leben der Inder ein. Viele Menschen – Arme, Kranke, aber auch Gesunde - besitzen nichts ausser der Hoffnung auf ein besseres Leben nach all dem Elend auf dieser Erde. Was bedeutet dies? Jemand, der nicht weiss, ob er heute etwas zu

essen oder zu trinken bekommt, ob er diesen Tag überhaupt überleben wird, braucht die Religion, um daraus Kraft zu schöpfen, Kraft aus dem Glauben an einen Gott, wie er auch immer heisst. Es wichtig für die Menschen in Indien ihren Gott zu lieben, ihrem Gott nahezustehen. Ein Jeder in seiner Religion, seinem Glauben, der dazu beiträgt die Hoffnung nicht zu verlieren. „Die Hoffnung stirbt zuletzt“ – diese Redensart habe ich auch in Indien immer wieder gehört.
Schauen wir uns nun die Verhältnisse in Kolkata näher an. In dieser Stadt leben geschätzte 15 Millionen Einwohner. Eine genaue Angabe ist nicht möglich, da täglich neue Bewohner vom Land hinzukommen. Es scheint, als ob diese Stadt jeden Neuankömmling sofort verschlingt.
Zur Zeit des Britischen Empires war Kolkata die zweitgrösste Stadt Indiens und ein bedeutendes Handlungszentrum der damaligen Welt. Heute wird das Stadtbild geprägt von Slums und Armut, sowie hoher Arbeitslosigkeit, wie alle Grossstädte Indiens.
Wenn man durch Kolkata läuft und dort arbeitet, begegnet man Zuständen, wie wir Europäer sie seit dem 2. Weltkrieg nicht mehr erlebt haben. Wir müssen diese Lebensumstände mit ganz anderen Augen sehen.

Leben und wohnen

Eine eigene Wohnung ist in Kolkata absoluter Luxus. Sehr viele Menschen leben auf der Strasse, auch wenn sie ein regelmässiges Einkommen haben. Selbstverständlich gibt es auch hier sehr reiche Menschen, die sich nicht nur ein Haus in der Stadt leisten können, sondern auch Ferienhäuser zum Beispiel in Darjeeling. Die überhaupt keine finanziellen Sorgen haben, die sich alles, was das Herz begehrt, leisten können. Doch diese sind eher die Ausnahme. Eine Wohnung in Kolkata ist für viele schlicht unbezahlbar.
Die Kluft zwischen sehr arm und sehr reich klafft, wie in anderen Entwicklungs- und Schwellenländern weit auseinander.

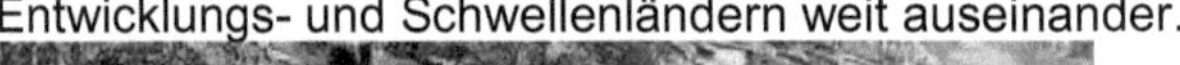

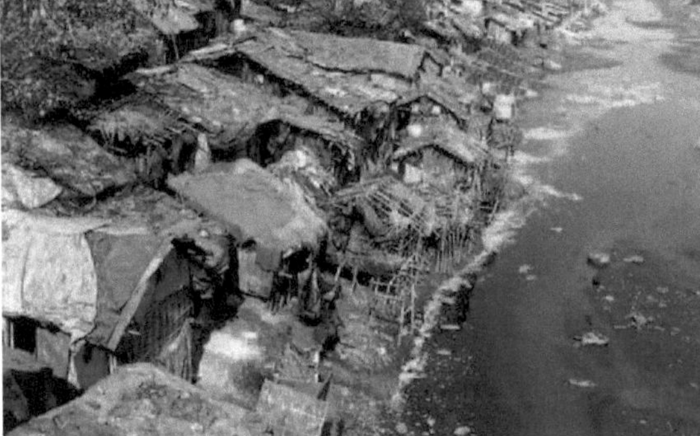

Slum in Kolkota

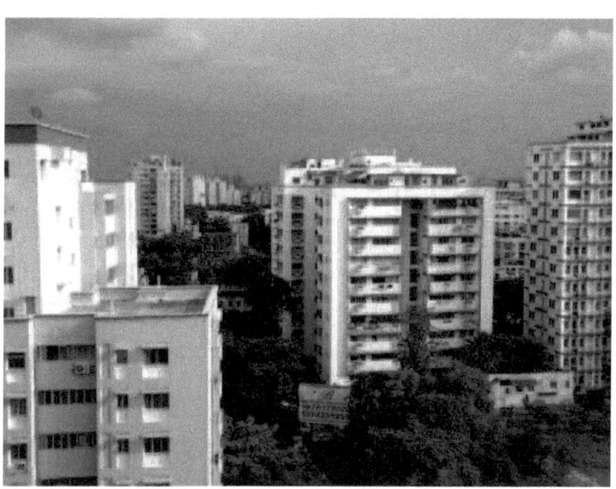

Die andere Seite von Kolkota [17]

[17] Aus Gründen der Pietät hat die Autorin keine eigenen Fotos gemacht.
http://cdn.walkthroughindia.com/wp-content/uploads/2010/07/slum-in-kolkata.jpg
https://upload.wikimedia.org/wikipedia/commons/8/83/Ballygunge_skyline_%281%29.jpg

Waschen und kleiden

Ohne eigene Wohnung gibt es auch keine Möglichkeit für die "private" Körperpflege. Deshalb sieht man in den Strassen von Kolkata sehr oft Menschen, die sich und ihre Wäsche auf offener Strasse an öffentlichen Brunnen waschen, meist sogar ohne Seife oder andere Waschmittel, denn diese Artikel sind für die Meisten hier ebenfalls Luxus.
Wenn sie dieses Wasser trinken, müssen sie damit rechnen eine schwere Durchfallerkrankung zu bekommen oder sogar eine andere schwere Infektion. Sie müssen es unbedingt vor Gebrauch abkochen, sonst kann das Trinken mitunter lebensgefährliche Konsequenzen haben.
Falls sie vorhaben einmal nach Indien zu reisen, dann nehmen sie ein paar Stücke Seife mit zum Verschenken. Sie können sich die Freude der Beschenkten darüber gar nicht vorstellen.
Bei einer Hitze von bis zu 50 Grad Celsius sehnen sich die Menschen einfach nur nach Erfrischung. Dann spielt die Sauberkeit des Wassers nur eine untergeordnete Rolle, was katastrophale Auswirkungen haben kann.
Auch Waschmaschinen gehören zu den Luxusgütern. Zwar gibt es viele Wäschereien, doch sind diese für die meisten Inder ebenfalls unerschwinglich. So wird getrunken und gewaschen zur selben Zeit am gleichen Brunnen.

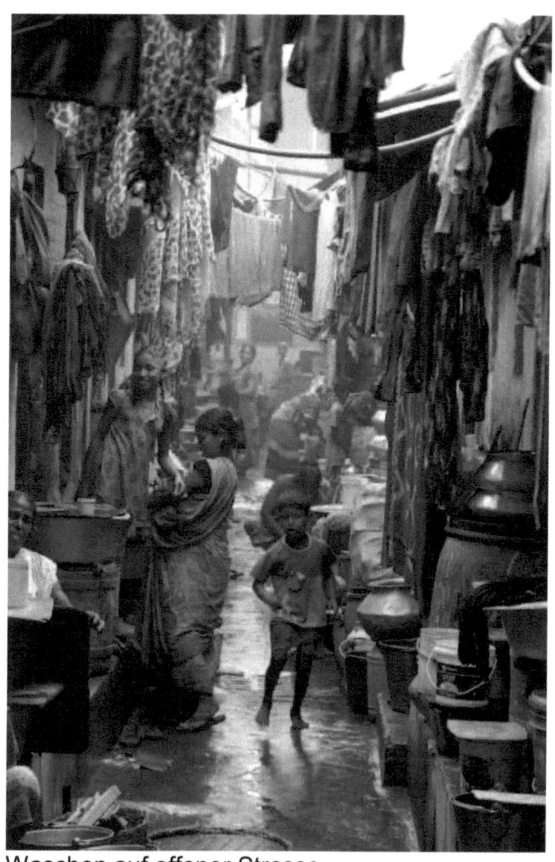

Waschen auf offener Strasse
[18]http://3.bp.blogspot.com/-aujpEo1Y3Z4/VI8TdWn6qsI/AAAAAAAAkD4/q1Xy7HQP8Zw/s912-Ic42/upload_-1.jpg

Essen und Trinken

Wer kein festes Dach über dem Kopf hat, wem es an den einfachsten Dingen des alltäglichen Lebens mangelt, wie will so jemand sich und seine Familie ernähren? Wenn man durch Kolkata geht, trifft man alle paar Meter auf hungernde, abgemagerte Menschen, die einem einen Blechteller entgegenstrecken und rufen: „Help me, I`m hungry.“ Zum Glück gibt es die Mutter Teresa-Schwestern, die den Menschen auf der Strasse etwas zu Essen geben. Sie erreichen viele, aber sie können niemals allen helfen, ihren Hunger zu stillen. Das Hauptnahrungsmittel ist Reis, der in allen nur erdenklichen Variationen zubereitet wird.

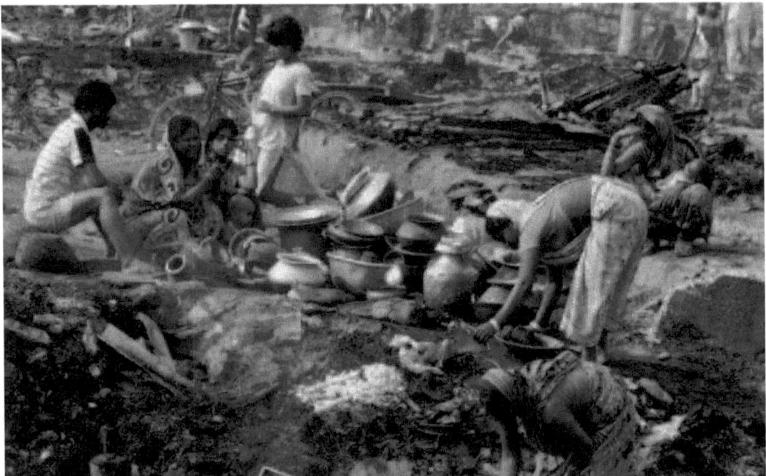

Kochen und Abwaschen unter menschenunwürdigen Bedingungen
[19]https://s3.ap-southeast-1.amazonaws.com/cdn.deccanchronicle.com/sites/default/files/slums_0.jpg

Viele Menschen sterben auf den Strassen, weil sie nicht einmal das Geld für ein kleines Schälchen Reis aufbringen können. Niemand beachtet diese Zustände, ausser den Schwestern von Mutter Teresa.
Mutter Teresa hat eine Einrichtung gegründet, in der sich die Schwestern um schwer kranke und sterbende Menschen kümmern. Die Schwestern finden sie auf offener Strasse und bringen sie an diesen Ort, an dem sie ein menschenwürdiges Umfeld vorfinden. Es liegt gleich neben dem berühmten Kalighat-Tempel, nachdem das Haus benannt wurde. Als ich in Kolkata als freiwillige Helferin arbeitete, habe ich immer mein Frühstück in den Slums verteilt.

Im Angesicht dieses Elends, war mir oft nicht zum Essen zu Mute, so sehr ging mir der Anblick dieser Menschen ans Herz. Noch mehr Menschen würden auf den Strassen und in den Slums verhungern, wenn es nicht Unterstützung durch die Mutter Teresa-Schwestern und andere Hilfsorganisationen geben würde, um die Not wenigstens ein bisschen zu lindern.

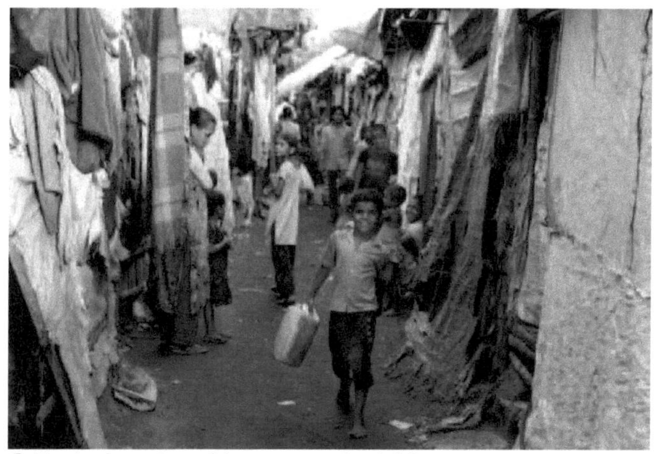

Grösste Armut, wohin man auch sieht
[20]https://farm1.static.flickr.com/594/21920704644_a5ac53ac1e_b.jpg

Sich fortbewegen

In den Strassen Kolkatas begegnet man vielen Menschen, die sich kaum bewegen können. Man muss mit dem Strom gehen, sonst droht man zu Boden zu stürzen und man wird schlimmstenfalls totgetrampelt.

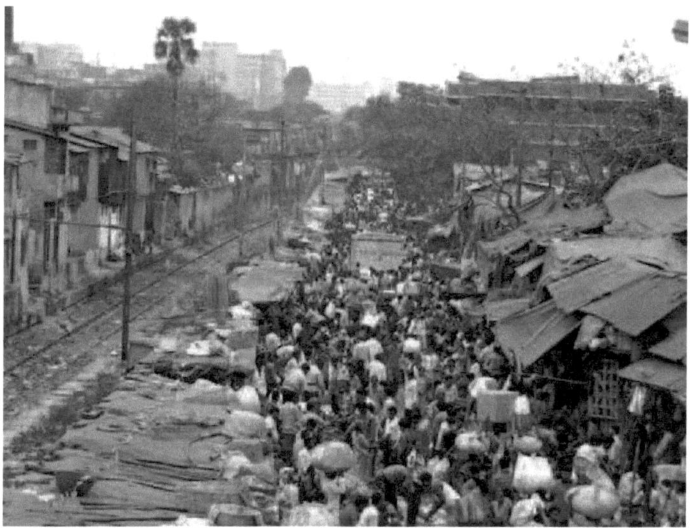

Im Gewühl

[21]http://78.media.tumblr.com/0302149e2023690fafc9e9b95393663e/tumblr_inline_mhye9bsntv1rdxvxy.png

Viele Menschen bewegen sich auf einem Rollbrett fort, weil sie keine Beine mehr haben. Andere benutzen Krücken aus Bambus oder sonstigen Materialien. Diese Hilfsmittel sind oftmals selbst gebaut, aus den Dingen, die man findet, zum Beispiel auf dem Müll.
In Kolkata sieht man auch häufig Menschen, denen die Lepra Gliedmassen zerfressen hat. Manchen fehlen Teile der Füsse oder Hände. Andere sind im Gesicht entstellt.

Viele Menschen lassen sich in einer Handrikscha von einem Ort zum anderen bringen. Für mich ist das menschenunwürdig, da Menschen keine Transportmittel sind. In Kolkata gehören diese Rikschas jedoch zum alltäglichen Strassenbild. Ich höre immer noch die Glocke der Fahrer und die Rufe: „Rikscha auntie, please."[22]

[22] Auntie, englisch für „Tante", so werden die Mutter Teresa-Schwestern von den Einheimischen gerufen. Hier ist gemeint, ob sie eine Rikscha nehmen wollen, um voranzukommen.

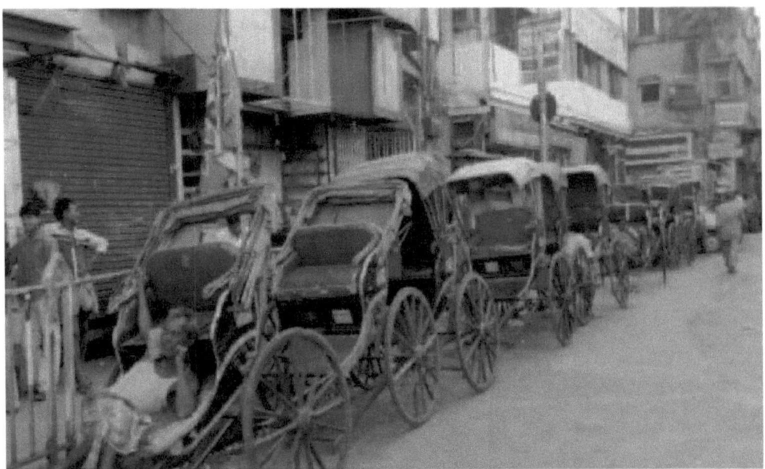

Wichtigstes Fortbewegungsmittel
[23]http://fernsuchtblog.de/wp-content/uploads/2014/10/K1024_IMG_3232-720x340.jpg

In Indien zu leben und zu arbeiten erfordert ein Umdenken für uns Europäer in erheblichem Masse.
Mutter Teresa sagte oft zu ihren Schwestern: „Um die Armut zu verstehen, muss man diese Armut selber leben." Als ich wieder in der Schweiz war und in meine schöne, warme Dreizimmerwohnung zurückkam, fiel es mir schwer wieder Fuss zu fassen. Ich betrachtete die Annehmlichkeiten, die mir früher so selbstverständlich waren, nun mit anderen Augen. Der Wohlstand in der Schweiz hat mich förmlich erschlagen. Eine Dusche zu besitzen oder sogar ein WC ist einfach Luxus und nicht selbstverständlich. Ich kann mich noch sehr gut daran erinnern, dass ich die ersten Wochen nach meiner Rückkehr meine tägliche Körperpflege immer mit einem Kübel Wasser durchgeführt habe. Viele Schweizer merken gar nicht, wie gut es ihnen geht, auch weil sie den gravierenden Unterschied nie gesehen haben.
Noch heute, wenn mir dieser Überfluss an materiellen Dingen zu viel wird, benütze ich einen Kübel Wasser zum Duschen und weiss ganz bestimmt für mich:
Ich bin damit viel glücklicher, als mit einer gut eingerichteten Dusche.
„Namaste"[24]

24 Auf Deutsch: Danke

Kultur in der Schweiz

„Die Leute sind unvernünftig,
unlogisch und selbstbezogen,
LIEBE SIE TROTZDEM.

Wenn du Gutes tust, werden sie dir
egoistische Motive und Hintergedanken vorwerfen,
TUE TROTZDEM GUTES.

Wenn du erfolgreich bist,
gewinnst du falsche Freunde und echte Feinde,
SEI TROTZDEM ERFOLGREICH.

„Das Gute, das du tust,
wird morgen vergessen sein,
TUE TROTZDEM GUTES.“

Ehrlichkeit und Offenheit
machen dich verwundbar,
SEI TROTZDEM EHRLICH UND OFFEN.

Was du in jahrelanger Arbeit aufgebaut hast,
kann über Nacht zerstört werden,
BAUE TROTZDEM.

Deine Hilfe wird wirklich gebraucht,
aber die Leute greifen dich vielleicht an,
wenn du ihnen hilfst,
HILF IHNEN TROTZDEM.

Gib der Welt dein Bestes,
und sie schlagen dir die Zähne aus,
GIB DER WELT TROTZDEM DEIN BESTES.“

(Mutter Teresa)[14]

Impressionen aus Zürich

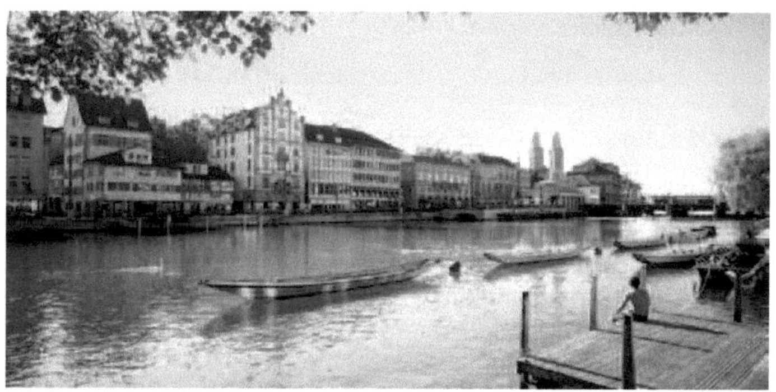

Blick auf den Zürichsee

[14]Feldmann, Christian: Die Liebe bleibt. Das Leben der Mutter Teresa. Herder Verlag. Freiburg i. Br. 1997. 3. Auflage. S.76.

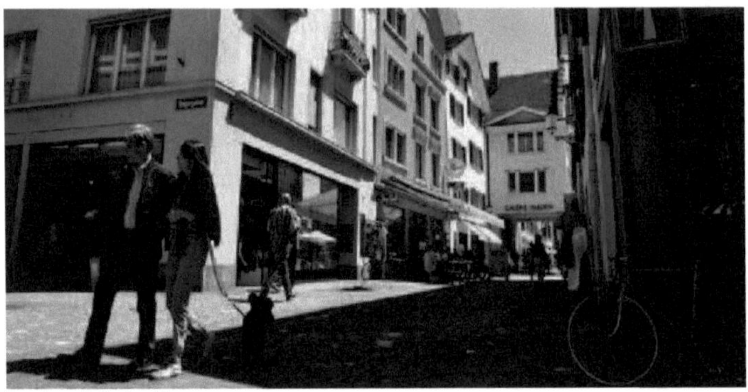
In der Altstadt

Zürich ist mit 410 404 Einwohnern die grösste Stadt der Schweiz[15].
Die Strassen sind sehr sauber, die Häuser sind aus festem Stein gebaut, reich verziert und sehr gepflegt.
Bei eingehender Betrachtung erblicken wir sehr wohl auch hier materielle Armut. Längst sind nicht alle Menschen wohlhabend, jedoch ist diese Armut nicht so offensichtlich wie in Indien.
In der Schweiz kann man sehr gut anonym leben. Es fällt oftmals niemandem auf, wenn ein Nachbar plötzlich nicht mehr da ist. Zürich ist eine sehr schnelllebige Stadt. Man kann alles haben, wenn man das nötige Geld hat. Kleidungsstücke für mehrere Tausend Franken sind keine Seltenheit an der Zürcher Bahnhofsstrasse. Sehen und gesehen werden, ist hier das Motto. Geld spielt keine Rolle. Man hat es und kann sich alles leisten. Viele Frauen tragen edle Pelze und Schmuckstücke zur Schau.

---

[1]5Stand 2016; vgl.: www.conviva-plus.ch
http://www.hotelcalifornia.ch/img/Galerie/Hotel_california_01.jpg?m=1487927609
https://cdn.zuerich.com/sites/default/files/styles/sharing/public/keyvisual/zurich_summer_limmat_16x9_01.jpg?itok=19IKcs4x

Die Religion hat in der Schweiz einen anderen Stellenwert als in Indien. Wir leben in grosser Religionsfreiheit. Jeder kann seinen Glauben individuell ausüben. Laut Bundesamt für Statistik (basierend auf der Volkszählung von 2014) ergibt sich folgende Verteilung: Römisch-Katholisch 38,0%, Evangelisch-Reformiert 26,1%, andere christliche Gemeinschaften 5,8%, Jüdische Gläubige 0,2%, Muslime 5,1%, andere Religionsgemeinschaften 1,3%, aber Konfessionslose liegen mit 22,2% an dritter Stelle.
Der Wohlstand ist so gross und allgegenwärtig, dass Viele gar nicht mehr das Bedürfnis nach Halt in Glaube und Religion suchen. Die Zugehörigkeit zu einer Kirche spielt bei uns der Schweiz zunehmend eine untergeordnete Rolle, wie oben genannte Statistik eindrücklich zeigt. Wo früher der sonntägliche Kirchgang selbstverständlich war, geben heute Zugehörige der Christlichen Gemeinschaften an, durchschnittlich fünf Mal im Jahr einen Gottesdienst zu besuchen. Wiederum Andere basteln sich ihre eigene „Religion" zusammen aus vielen verschiedenen Einflüssen. Religion wird hier – anders als in Indien – eher anonym praktiziert. Fast scheint es „peinlich" zuzugeben, dass man gläubig ist.

Natürlich gibt es auch hier arme Menschen, die kaum Geld haben, um ihren Unterhalt zu bestreiten. Wir haben aber in der Schweiz sehr gute soziale Einrichtungen für hilfsbedürftige Menschen. Da es uns in der Schweiz sehr gut geht und wir nicht an Hunger leiden müssen und auch ein Dach über dem Kopf haben, sind wir privilegiert in Reichtum zu leben. Dieser Reichtum zeigt sich in allerhand Facetten. Es geht uns gut und wir wissen oft nicht, warum wir eigentlich um etwas bitten müssen, wenn wir doch alles kaufen können.
Lassen Sie mich bitte ein Beispiel nennen: „Als ich neulich einen Arzttermin hatte und an einer Tramhaltestelle in Zürich ausstieg, sah ich auf einer Mauer eine schöne Birne liegen. Sie war ganz frisch und nicht angebissen, in einem Pausensack. Kein Mensch käme hier auf die Idee, diese Birne zu essen. Zu gross wäre der Ekel davor, wer die Birne schon in Händen hielt. Wir bringen schon unseren Kindern bei, nichts zu nehmen, dessen Herkunft wir nicht kennen. In Kolkata würde so etwas nie passieren, zu gross wäre die Freude einen solchen Schatz gefunden zu haben. Man würde es sich munden lassen.

Leben und wohnen

Jeder Mensch mit einem festen Einkommen lebt in der Schweiz in einer Wohnung oder sogar in einem Haus, zur Miete oder im Eigentum. Es gibt auch staatlich subventionierte Wohnmöglichkeiten oder genossenschaftlich organisierte Wohneinheiten. Generell muss in der Schweiz niemand auf der Strasse leben, oder in solchen Zuständen, wie sie in Indien üblich sind. Wie in allen Grossstädten dieser Welt, zeigt sich allerdings auch in Zürich der Trend, dass Wohnraum immer teurer wird. Expansion auf dem Luxussektor verdrängt bezahlbaren Wohnraum für Familien, Alleinerziehende und sozial Schwache. Es werden zwar viele Wohnungen gebaut, jedoch können sich immer weniger Menschen diese Wohnungen leisten. Es entstehen ganz neue Stadtviertel, doch sehr oft stehen Wohnungen leer, weil der Mietzins unerschwinglich ist für Normalverdiener. So verwundert es nicht, dass auch in der reichen Schweiz die Zahlen der Obdachlosen steigen. Für die Menschen, die kein Zuhause haben, bietet zum Beispiel Pfarrer Sieber in Zürich

Schlafmöglichkeiten an, im sogenannten „Pfuusbus“. Hier können Menschen übernachten und werden auch versorgt mit Mahlzeiten und Medikamenten.

Waschen und kleiden

Waschen – kein Problem in der Schweiz. Jeder Haushalt verfügt über fliessendes Wasser und Seife ist auch keine Mangelware. Körperpflege ist somit selbstverständlich, genauso wie die Reinigung der Kleidung. So gut wie jeder Haushalt verfügt über eine Waschmöglichkeit, sei es mit einer eigenen Maschine oder Waschmaschinen und Tumbler in Gemeinschafts-Waschküchen. Es gibt des Weiteren auch bezahlbare öffentliche Waschsalons. Man kann günstig einkaufen, Lebensmittel, Kleidung und alle anderen Dinge des täglichen Bedarfs, somit herrschen in der Schweiz sehr gute Lebensumstände, wenn man es mit Indien vergleicht. Arme und Kranke erhalten Unterstützung vom Staat und anderen Hilfswerken.

Essen und Trinken

Hunger oder Durst sind in der Schweiz kaum ein grosses Thema. Das Wasser, welches aus den öffentlichen Wasserspendern fliesst, ist gut geniessbar und muss nicht abgekocht werden. Die Lebensmittelindustrie versorgt die Menschen mit immer neuen Produkten. Die Schweiz ist geradezu ein Schlaraffenland von Fleisch, Käse und Schokolade. Es mangelt uns an nichts, eher das Gegenteil ist der Fall, von einem Artikel gibt es unzählige Produkte und Variationen, so dass man schon fast den Überblick verliert, so gross ist das Angebot.

Armut und Reichtum zeigen sich in der Schweiz anders, als in Indien. Der Mittelstand ist weit verbreitet. Menschen dieses Standes leben gut bis sehr gut in der Schweiz und können sich gut versorgen. Man muss allerdings erwähnen, dass die Lebenshaltungskosten in der Schweiz vier- bis fünfmal höher liegen, als in Indien. Nach oben gibt es keine Grenzen. Die wirklich Reichen können sich alles leisten.

Sich fortbewegen

Geht man in Zürich durch die Strassen, so sieht alles sehr sauber aus. Es liegt kein Müll oder Unrat herum. Alles ist gepflegt. Mülleimer finden sich an vielen Stellen und die Menschen nutzen diese meistens. Natürlich gibt es in dieser Welt auch sehr viel Müll, aber er wird beseitigt und tritt in seiner Masse nicht in Erscheinung. Müllprobleme werden schnell behoben. Auf den Strassen fahren saubere Autos, grosse wie kleine. Die Luftverschmutzung hält sich in Grenzen. In den Schweizer wird sehr viel Fahrrad gefahren oder man geht zu Fuss. Die Menschen tragen selbstverständlich Schuhe an ihren Füssen. Es gibt viele ältere Personen, die benötigen eine Gehhilfe oder einen Rollstuhl, doch alles ist vorhanden und man kann sich die nötige Hilfe beschaffen. Es gibt grosse Bemühungen, die Wege in den Städten so zu beschaffen, dass auch Menschen mit Handicap aktiv am Leben teilnehmen können. Der öffentliche Nahverkehr ist bestens ausgebaut und für Familien mit

Kinderwagen und Rollstuhlfahrer zugänglich. Das Strassenbild wird von mobilen Menschen geprägt.
Während ich so diese Zeilen schreibe und aus meinem Fenster das Treiben auf der Strasse betrachte, fällt es mir sehr schwer hier zu leben, wenn ich an all diese Annehmlichkeiten denke. Das einfache Leben in Kolkata, das teilweise so armselig ist, liegt mir mehr, so seltsam sich dies anhören mag.

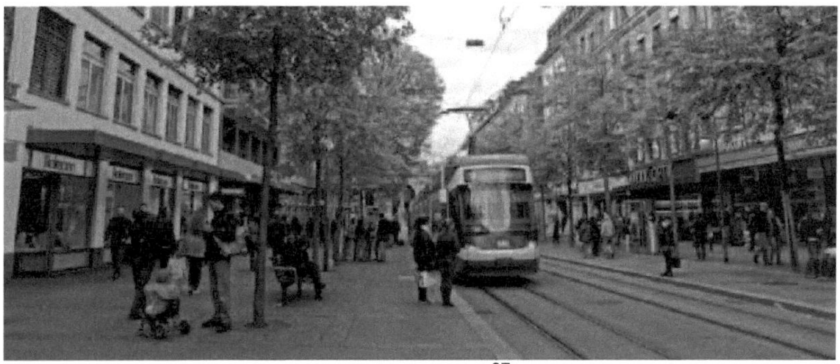

Geschäftiges Treiben in der Einkaufsmeile[27]

[27]http://www.attractionswolf.de/wp/wp-content/uploads/2016/02/zuerich-bahnhofstrasse.jpg

Weltanschauung in Indien, Kolkata

„Lasst uns die Freude der Liebe
in unseren Herzen bewahren
und diese Freude mit jedermann teilen,
den wir treffen.“
(Mutter Teresa)

Wenn Sie den Flughafen in Kolkata betreten, treten Sie ein in eine andere Welt. Das Terminal sieht aus, als wäre es gerade bombardiert worden. Überall liegen Trümmer herum, als hätte man etwas abgerissen. Es riecht muffig, wie in einem alten, feuchten Gemäuer. Die Zollbeamten sind alles andere als nett und den Koffer bekommen sie nur, wenn der Zettel vom Zollamt abgestempelt und durch den obersten Zollbeamten abgesegnet wird. Halten sie sich nicht an diese Abfolge, können sie das Flughafengebäude nicht verlassen. Wenn sie endlich nach draussen kommen, ist es so warm, dass sie einen regelrechten Schock bekommen. Viele, viele Fahrer stehen da, halten Schilder mit Namen in die Luft und schreien laut umher. Viele Kinder kommen und zerren an ihren Kleidern, um Geld zu erbetteln. Hier begegnet ihnen die Armut das erste Mal in vollem Ausmass. Diese Kinder haben nur ein Leinentuch um sich gewickelt oder den Stoff von einem Sari. Ihre Zähne sind abgebrochen oder fehlen ganz, aber diese Kinder scheinen glücklich zu sein. Sie versuchen bei jedem Neuankömmling ihr Bestes und bitten um Geld oder Essen. Doch trotz ihrer misslichen Lage, haben diese Kinder ein Funkeln in den Augen, das niemand so schnell vergessen kann.
Nun stellt sich die Frage, mit welcher Fahrmöglichkeit sie vom Flughafen in die City kommen. Es gibt sehr viele gelbe oder weisse Taxis. Sie müssen den Fahrpreis im Voraus verhandeln, sonst erleben sie am Ende eine böse Überraschung. Manche Taxifahrer haben Vereinbarungen mit bestimmten Hotels ausgehandelt, so dass es passieren kann, dass sie dorthin gefahren werden und nicht zu ihrem gewünschten Hotel. Als Tourist müssen sie immer wachsam und aufmerksam diesbezüglich sein. Am besten organisieren sie sich schon von zu Hause aus oder über ein

Reisebüro einen Fahrer. So kommen sie auch dort an, wo sie eigentlich hinwollen und sind somit auf der sicheren Seite.

Es ist nicht einfach, dieses vollkommen andere Leben in Kolkata zu beschreiben. Die Menschen haben eine besondere Haltung, Religion und Einstellung zum Leben. Die Armut ist unbeschreiblich gross, dies zeigt sich an ganz einfachen, alltäglichen Dingen. Nahrungsmittel, Seife oder auch Toilettenpapier sind reiner Luxus und nur für Reiche erhältlich.
In den Gesichtern dieser Menschen sind jedoch so viel Liebe und Herzlichkeit zu sehen, wie man es in der Schweiz kaum findet. Man sieht sterbende Menschen auf offener Strasse, sogar Tote. Sie liegen da und niemand kümmert sich um sie. Ich habe Menschen gesegnet. Manchen steckte ich ein Tuch unter den Kopf, damit sie nicht auf dem kahlen Boden liegen mussten. Anderen gab ich etwas Wasser zu trinken. Die Armen sind so unendlich dankbar für jede noch so kleine helfende Geste. Immer wieder, wenn ich an diese Bilder zurückdenke, packt mich Heimweh und ich verspüre eine tiefe Zuneigung zu den Ärmsten der Armen.

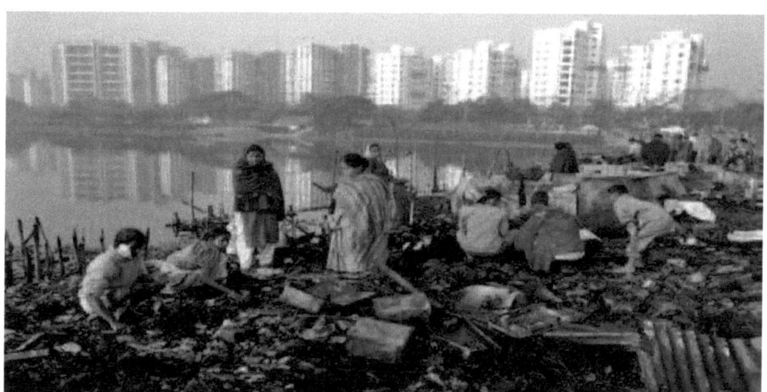

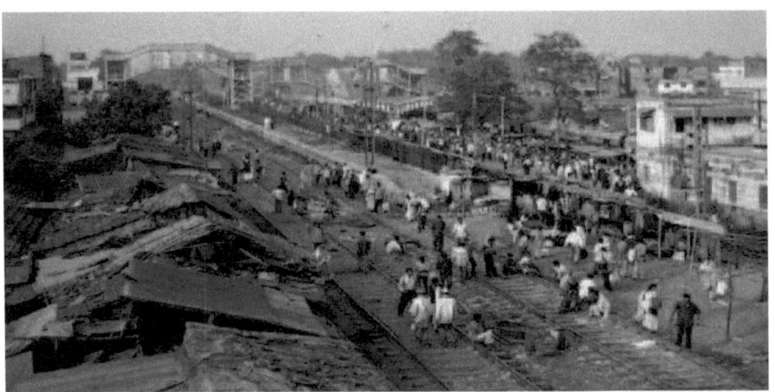
Gefährliche Situationen und Elend, wohin man auch blickt
[28]https://opinionatedindianblog.files.wordpress.com/2015/08/park-circus-station.jpg
https://i.pinimg.com/originals/3e/cb/03/3ecb034f4f2c80282f879abc16487d95.jpg

Während meiner Zeit in Kolkata war ich meistens zu Fuss unterwegs und war mitten im Leben der armen Bevölkerung. Manchmal dachte ich, hier ist wirklich die Zeit stehen geblieben. Die Autos und Mofas sind aus den fünfziger oder sechziger Jahren. Das Strassenbild sieht aus, wie auf Fotos aus alten Zeiten aus der Kolonialzeit. Die Sicht auf die Welt hier in Indien ist so anders als in Zürich. Es spielt keine Rolle, was ein Mensch anhat, ob er gut oder schlecht riecht. Der Mensch zählt, so wie er ist, sei er voller Wunden oder nur mit einem Bein oder einem Arm. Der Mensch ist wichtig, nicht das Aussehen. Zwei Beispiele aus meinem Alltag in Zürich sollen diesen gravierenden Unterschied zwischen Europa und Indien verdeutlichen.
Mein Tag beginnt jeden Morgen sehr früh. Ich fahre mit dem Zug zur Arbeit. Da ich etwas unter Rheumatismus leide, benötige ich die kutane Anwendung von Tigerbalsam. Das ist eine wärmende Salbe und löst die Verspannungen im Nacken. Ich hatte mich an diesem Morgen damit eingecremt. Neben mir sass eine Frau mittleren Alters. Sie hielt sich während der ganzen Zugfahrt ein Tuch vor die Nase und wandte sich von mir ab. Ich bemerkte dies nicht gleich. Erst nach ein paar Minuten dämmerte es mir, dass dies an mir liegen muss, denn sonst war niemand im Abteil. Ich blieb ruhig und liess mir nichts anmerken. In Zürich angekommen, musste ich in die Strassenbahn umsteigen. Der Zufall wollte, dass genau diese Dame wieder neben mir sass. Sogleich nahm sie wieder ihr Taschentuch hervor. Ich war wirklich sehr traurig über dieses Erlebnis. Hätte sie mich angesprochen, hätte ihr ihr erklären können, woher dieser ungewöhnliche Geruch stammt. Tigerbalsam ist nicht übelriechend, nur ungewohnt für europäische Nasen.
Ein anders Mal wollte ich mir nach einem langen Arbeitstag ein Eis gönnen. Ich war müde und setzte mich im Restaurant neben eine Dame. Da drehte sich sofort von mir weg. Sicherlich hätte sie den Platz gewechselt, wenn noch ein Stuhl frei gewesen wäre. Ich war ganz normal gekleidet und etwas abgearbeitet. Ich roch nicht nach Parfüm, aber auch nicht besonders übel. Ich konnte ihr Naserümpfen nicht nachvollziehen, Es hat mich sehr gekränkt. Danach wechselte ich den Ort, nahm mein Eis mit und ass es bei den Obdachlosen. Ihnen war meine Gesellschaft nicht unangenehm.

Der Geruch in Kolkata und anderswo in Indien ist mit nichts zu vergleichen. Bei achtundvierzig Grad im Schatten fängt jeder und alles an zu riechen. Dieser strenge Geruch durchdringt alles. Man gewöhnt sich nur schwer daran, aber schliesslich nimmt man ihn nicht mehr war. Die Menschen in diesem grossen Land sind in vielen Dingen anders und dennoch glücklich. Die hygienischen Verhältnisse sind miserabel. Doch ist das Paradigma gut so wie es ist, den hinter all den Menschen, die es leben, stecken wahre Engel, die ihre die Menschlichkeit nicht nach dem Äussern richten, sondern nach dem, was ein Mensch an Potenzial mit sich bringt.

Weltanschauung in der Schweiz

„The care of the poor and needy is not the responsibility of the State only. It is the responsibility of everyone. Every person must be concerned with his brothers and sister's needs"[28]

[28]Frei übersetzt: Die Sorge für die Armen und Hilfsbedürftigen ist nicht Aufgabe des Staates allein, sondern die Aufgabe für jeden von uns. Jeder muss sich mit den Bedürfnissen seiner Brüder und Schwestern beschäftigen.

Diese Gedanken von Mutter Teresa sind meiner Meinung nach sehr passend für die Schweiz. Wir leben hier in einer Welt voller Reichtum, Macht, Geld und Sexualität. All diese Punkte spielen eine wesentliche Rolle. Selten schauen wir nach unseren Mitmenschen. Ich denke, es gibt sehr wenige Menschen in der Schweiz, die dies wirklich so tun, wie es Mutter Teresa beschreibt.
Wenn Sie in Zürich am Flughafen ankommen, befinden Sie sich in einem Luxustempel. Alles ist sauber und ordentlich. Nichts liegt herum. Die Böden scheinen immer frisch geputzt. Teilweise sind sie sogar mit Teppichen ausgelegt. Auch die Fenster sind stets glänzend rein. Die Zollkontrolle ist mit mehreren Wartezonen versehen. Die Zollbeamten sind freundlich und genau.
Wenn Sie weitergehen zur Gepäckausgabe, kommen sie in eine grosse Halle mit mehreren Förderbändern. Alles ist angeschrieben und perfekt organisiert. Kein Chaos wie in Kolkata. Beim Ausgang erwartet sie eine Flaniermeile mit Läden und Restaurants. Keine bettelnden Kinder, keine armen Menschen umzingeln sie. Es gibt jede Menge gutes Essen und alles was das Herz begehrt.
In der Schweiz gibt es sehr wohl Armut, doch ist diese meiner Meinung nach weniger materieller Natur, sondern Armut an Liebe, an Akzeptanz, an Mitgefühl und Einfühlungsvermögen. Für Obdachlose gibt es Notschlafstellen. Hier sterben keine Menschen auf offener Strasse. Der äussere Schein ist enorm wichtig. Es wird mehr danach geschaut, welche Kleidermarken ein Mensch trägt oder von welchem Designer seine Schuhe stammen, als wie es im seinem Inneren aussieht. Ich spüre, wie schwer es mir fällt über die Schweiz zu schreiben. Es gibt Überfluss, wohin man blickt. Ich möchte ihnen gerne ein weiteres Beispiel erzählen, das mich sehr schockiert hat.
Auf der Arbeit bot ich meinem Vorgesetzten einen Schokoladenriegel an, den ich ihm mitgebracht habe, da ich wusste, wie gerne er nascht. Er lehnte ihn ab mit dem Argument, dass er keine Schokolade mehr essen darf, sonst muss er sich immer größere Hosen kaufen. Ich bestand jedoch darauf, dass er mein Geschenk annimmt. Er erwiderte, dass er den Riegel dann wegwerfen würde, wenn ich ihn nicht zurücknehme. Ich erwähnte, dass sich aber in Indien viele Kinder darum reissen würden,

die kaum genug zum Überleben hätten und er wollte ihn einfach entsorgen. Er lachte mich einfach aus und so habe ich den Schokoladenriegel wieder eingesteckt.
Während der beiden Weltkriege hat die Schweiz viele Flüchtlinge aufgenommen. Heute – so scheint es mir – hat sich das Verhalten grundlegend geändert. Jeder schaut nur auf seinen Vorteil. Jeder ist sich selbst der Nächste und schaut von der Not anderer weg. Dies gilt nicht nur für die Schweiz, sondern für alle reichen Länder der Welt. Zwischen Indien und der Schweiz liegen Welten – zwei Länder mit zwei Gesichtern und zwei Geschichten.

Kapitel 3
Erlebnisse in Kolkata - Allgemein und in Palliative Care

Gib Acht auf diesen Tag!
Denn er ist das Leben, das wahre Leben des Lebens.
In seiner kurzen Dauer ruht alle Wahrheit
und alle Wirklichkeit deiner Existenz
die Seligkeit des Wachseins,
der Ruhm der Tat,
die Herrlichkeit der Leistung.
Denn Gestern ist nur ein Traum und Morgen nur eine Vision.
Aber heute gut gelebt,
macht jedes Gestern zu einem Traum des Glücks
und jedes Morgen zu einer Vision der Hoffnung.
Darum gib Acht auf diesen Tag.
Dies sei Dein Gruss an jede neue Sonne.
(Kalidasa, Indischer Dichter)[29]

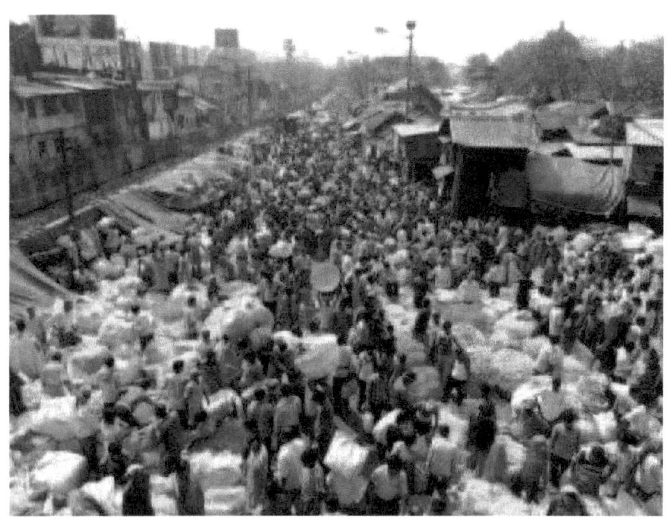

Blumenmarkt in Kolkata

[29]Vgl.:www.zentaozenundanderes.com/2014/03/11/gib-acht-auf-diesen-tag/
(Rechtschreibung wurde korrigiert).
https://findingquietfarm.files.wordpress.com/2017/04/njb_4098.jpg?w=676

Das Bild zeigt den bunten Blumenmarkt. Farben und Menschen soweit das Auge reicht. Es herrscht ein ganz besonderer Duft an diesem Ort. Es riecht nach Blüten aller Art, nach Gewürzen, aber auch nach Schweiß, Arbeit und der stickigen Luft der Metropole.
Man kann den Blumenmarkt vielleicht ein kleinwenig vergleichen mit dem Naschmarkt in Wien. Blumen sind in Indien eine teure Angelegenheit. Sie werden sehr oft benötigt für Beerdigungen, Hochzeiten und Feste. Eine besondere Ehre ist es, wenn man einen Blumenkranz geschenkt bekommt. Das gilt in Indien als eine grosse Ehrerbietung für einen Menschen.

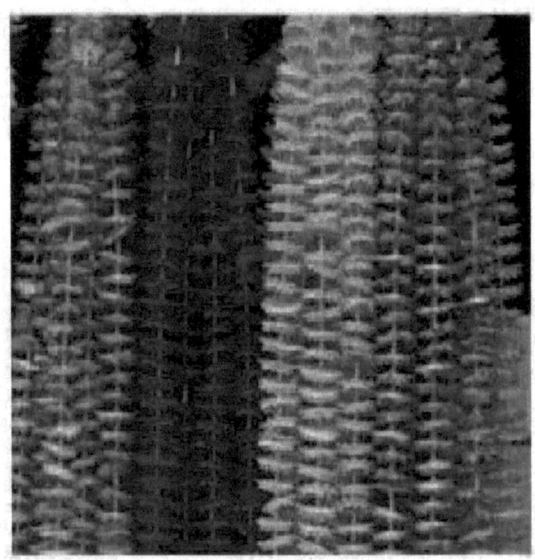

Blütenkränze für Heilige Feste
[30]https://3.imimg.com/data3/KO/OR/MY-7037837/occasional-garlands-250x250.jpg

Eine andere Ehrerbietung ist das Küssen der Füße.
Das ist eine ganz spezielle Art einem Menschen Ehre zu erweisen. Ich habe dies selber oft erlebt, als Dank dafür, dass man Gutes tut bei den armen Menschen, sei es ein Medikament zu verabreichen, Essen und Kleider zu geben oder den Armen einfach im täglichen Alltag zu helfen. Die Menschen in Indien leben in einer ganz anderen Vorstellung von Religion und Paradigma. So werden die Füsse von grossen Heiligkeiten im hinduistischen Glauben geküsst. Der Mensch erhält in Indien eine ganz andere Bedeutung. Oft habe ich mich gefragt warum?
Ich fand relativ schnell die Antwort. Wenn man nur ein paar Kleider und ein Schälchen Reis hat, so braucht man einen tiefen Glauben. Gerne erinnere ich mich zurück, wie eine todkranke Frau im Sterben lag und man mich holte. Es war wohl für jegliche medizinische Behandlungen zu spät. So baten mich die Schwestern für diese arme Frau zu beten, was ich auch tat. Das war das Einzige, was wir noch tun konnten. Am nächsten Tag ging es der Frau besser. Sie war wacher und ansprechbar, konnte sogar ein paar Worte sagen, so dass sie transportfähig war und ins nächstliegende Krankenhaus gebracht werden konnte. Wenn nichts mehr helfen kann, dann bleibt nur noch der Glaube.
In Indien geschehen viele sogenannte spontane Heilungen und sehr oft auch Wunder. Dinge, die man nur aus dem tief verwurzelten Glauben ableiten kann. Eine andere Erklärung ist für mich nicht möglich. Wenn dreitausend Menschen nach einer warmen Mahlzeit fragen und die Portionen reichen nur für ein paar Hundert, was tun sie da? Beten ist die Antwort und es ist die einzig richtige Antwort. Sie dürfen nicht glauben, dass reiche Menschen in Kolkata unmittelbar Essen spenden. Nein, dafür ist diese Kultur zu langsam und phlegmatisch. Oder wenn plötzlich die lebensnotwendigen Medikamente ausgehen, was machen sie dann? Dann hilft nur beten. Mehrmals habe ich erlebt, dass plötzlich genau das benötigte Antibiotikum zum Vorschein kam. Wenn sie jetzt denken, das ist Zufall, kann ich ihnen versichern, das ist ein Werk Gottes. Für westliche Menschen mag das lächerlich klingen, doch in Indien ist das eine normale Erscheinung.
Wenn ich in Kolkata Todkranke begleite, so unterscheidet sich dies wesentlich von Zürich. Niemals gibt es ausreichend Medikamente, wie

Morphin oder Sedativa, um für alle die Schmerzen lindern zu können, die dies benötigen. Die Inder können viel mehr Schmerzen und Leiden aushalten als die Menschen in Europa. Zum einen liegt das am starken Glauben, zum anderen werden in den Häusern von Mutter Teresa niemals starke Medikamente eingesetzt, die das Bewusstsein trüben. Es war für mich anfangs ganz und gar nicht einfach, dies anzunehmen und diese Situationen auszuhalten.

Ich erinnere mich an folgende Situation. Eine junge Frau (vielleicht fünfunddreissig Jahre alt) kam mit einer sehr großen, übelriechenden Wunde zu uns, die von einem metastasierenden Mammakarzinom herrührte. Die Wunde hatte sich fast bis zum Rücken durchgefressen. Ich bekam diese Patientin zugeteilt und musste bei ihr den Verbandswechsel durchführen, zusammen mit einer Kollegin, die keinen medizinischen Hintergrund hatte. Dies junge Frau schrie vor Schmerzen und so ging ich zur Schwester, um nach einem Schmerzmedikament zu fragen. Leider bekam ich keine Schmerzmittel, nur eine unfreundliche Antwort: „Die Frau hat schon ihr Schmerzmittel bekommen. Es gibt nicht mehr." Es war fürchterlich für mich als Fachexpertin für Palliative Care diesen Verbandswechsel durchzuführen, doch es musste erledigt werden, denn die alten Kompressen waren voller Sekret. Von meiner Kollegin wusste ich, dass die Patientin gerne singt. Also haben wir angefangen zu singen und so eine Schmerztherapie durchgeführt. Von nun an haben wir dies bei jedem Kompressen Wechsel getan. Das klingt vielleicht simpel, doch wir konnten den Verband erneuern, leichter als ich dachte. Natürlich konnten wir nicht alle Schmerzen wegsingen. Wenn ich dies meinen Kollegen in Zürich erzähle, sagen sie mir, dass ich verrückt bin. Das ist nur ein von Beispiel von vielen.

Palliative Care hat viele Seiten. Ich habe es in Kolkata und Zürich auf höchst unterschiedliche Weise praktiziert und erlebt. Indien und die Schweiz trennen auf diesem Gebiet Welten. In letzter Zeit habe ich mich sehr oft gefragt, welche Schmerzen wir in der Schweiz lindern? Stehen die Patienten und ihre Leiden im Vordergrund? Oder geht es mehr um die Befindlichkeiten der Ärzteschaft und des Pflegepersonals?

Gerne nehme ich sie noch ein bisschen mit in die Slums von Kolkata. Kurz nach meinem Dienstantritt, um sieben Uhr dreissig, kamen die

Novizinnen zu mir und holten mich zu einer Patientin. Es war eine dreissigjährige Frau, die in der letzten Nacht eingeliefert wurde. Sie lag auf einer Pritsche, total abgemagert und doch irgendwie zufrieden und ruhig. Die Novizinnen baten mich, die Bettdecke anzuheben und ihnen beim Verbandswechsel zu helfen. Als ich das Bettlaken hob, entwich ein übler Geruch. Und das bei mindestens achtunddreissig Grad Hitze. Ich musste zuerst einmal tief durchatmen und sagte in voller Lautstärke: „Oh my God, Mother Teresa help me." Die Schwestern sahen mich an und machten ganz große Augen. Die Frau hatte eine riesige, tiefe Wunde, die vom rechten Oberschenkel bis ans Gesäß ging. In der Wunde, besonders in den Hauttaschen, krabbelten viele Maden und seltsame Käfer herum. Bei genauerer Betrachtung bemerkte ich, dass es auch tote Tiere gab, die ich mit einer Pinzette zu entfernen begann. Ich hatte nur Jod und eine Wundsalbe zur Desinfektion und anschliessend verband ich diese große Wunde wieder. Während dieser ganzen unangenehmen und schmerzhaften Prozedur, gab die Patientin keinen Ton vor sich. Ich befürchtete schon, sie sei gestorben, aber sie war wach. Sicher denken Sie jetzt, dass die Patientin mit Schmerzmitteln ruhiggestellt wurde, sonst kann es doch nicht sein, dass sie so still geblieben ist während des Verbandwechsels. Ich kann ihnen versichern, dass die Schmerzmedikamente sehr niedrig dosiert werden, was ich sehr bemängle, doch irgendwie haben die Menschen in Indien einen anderen Umgang mit Schmerzen und der Wahrnehmung derselben.

In Kolkata ist das Leben so anders - jede Minute ist gefüllt mit Leben. Die Kultur ist so anders: das Leben, die Menschen, die Hygiene, das Essen, nichts ist zu vergleichen mit der Schweiz. Zum Abschluss möchte ich ihnen eine Reise nach Kolkata ans Herz legen. Spüren sie diesem Leben nach, atmen sie diese spezielle Luft. Es wird ein Kulturschock sein, aber auch eine wertvolle Bereicherung ihres eigenen Lebens. Sie sehen die Welt dann mit anderen Augen. Gott segne Sie bei dieser Reise.

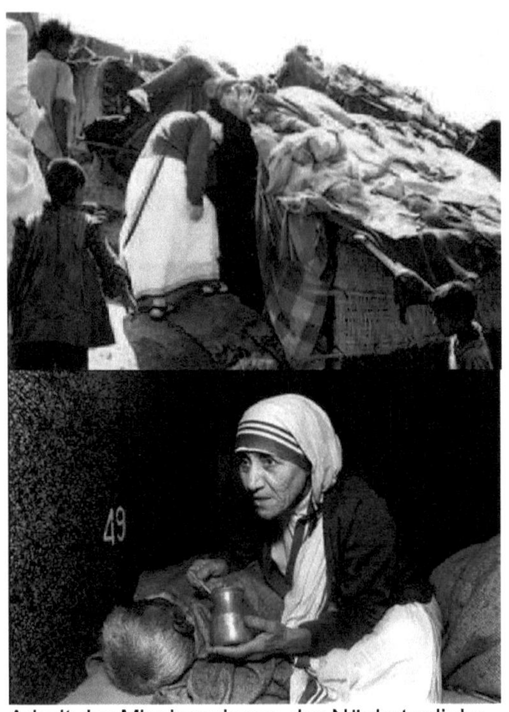

Arbeit der Missionarinnen der Nächstenliebe – in den Slumhütten und im Lazarett

[31]https://www.erzdioezese-wien.at/img/26/00/903856ff479209159df4/Mutter_Teresa_bei_den_Armen-MT_in_der_Hoehle_der_Armen1.jpg
https://groundreport.com/wp-content/uploads/2013/11/300A-034-026Mom-Teresa.jpeg

Welche Menschen, in welchen Situationen
Allgemein und in Palliative Care

„Wenn Menschen bessere Hindus,
bessere Moslems, bessere Buddhisten
durch unsere Taten der Liebe werden,
dann wächst da etwas.
Sie kommen immer mehr in die Nähe Gottes.
Und wenn sie Gott näher kommen,
müssen sie sich entscheiden."
(Mutter Teresa)[32]

Vgl.: Fussnote 1, Seite 1.

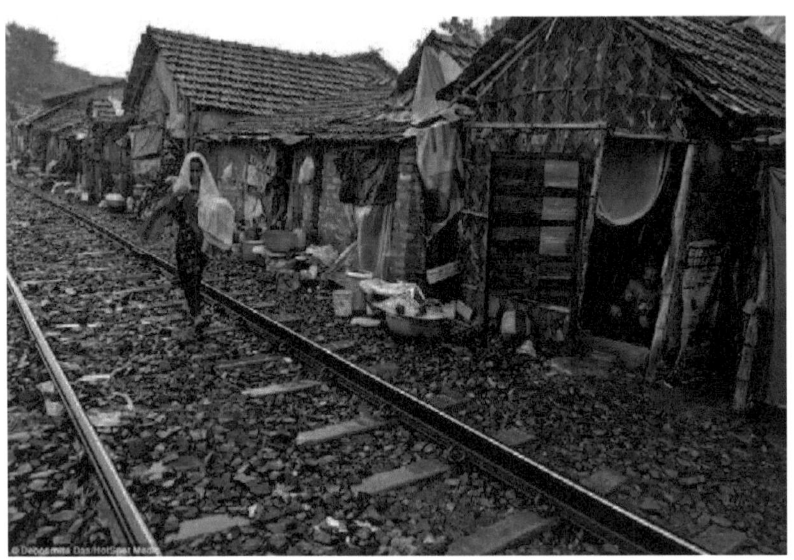

Leben im Slum

[33] http://i.dailymail.co.uk/i/pix/2015/05/26/09/291325EF00000578-0-image-a-13_1432630635639.jpg

Armut und Reichtum - zwei Dinge, die offen nebeneinander zu Tage treten. Um mich herum habe ich solche Armut gesehen, wie noch nie in meinem Leben. Die Menschen leben auf der Strasse. Eine Familie hat vielleicht zwei Kartoffeln am Tag, um alle hungrigen Mäuler zu stopfen. Richtige Kleider besitzen sie meistens auch nicht, nur Stoffreste. Trotz dieser unfassbaren materiellen Not, habe ich bei jedem Besuch immer ein Lächeln gesehen. Was sagen Sie dazu?

Reichtum ist natürlich auch in Kolkata sicht- und erlebbar. Unter riesigen, modernen Hochhäusern, wuchern Slums. Dieses Phänomen ist überall deutlich zu sehen. Die reichen Inder haben natürlich alle genug zu essen und fahren eigene Autos und haben Bedienstete und noch vieles mehr.

Gerne möchte ich ihnen dazu eine kleine Geschichte erzählen, die ich bei einem meiner zahlreichen Aufenthalte in Kolkata erlebt habe. Als ich nach einem langen Arbeitstag endlich zurück in mein Hotel kam, traute ich meinen eigenen Augen nicht. Vor dem Eingang war ein roter Teppich ausgerollt. Polizisten mit Gewehren sicherten den Weg. Viele Männer und Frauen in edelsten Gewändern bevölkerten die Hotellobby. Vor dem Haus standen grosse, moderne Limousinen mit bester Ausstattung. Darin sassen die Chauffeure und warten auf ihre Herrschaften, wie in England. Es stellte sich heraus, dass an diesem Tag Vertreter der Kommunistischen Partei eine Sitzung mit dem amtierenden Regierungschef hatten. Natürlich gehört zu einem solchen Anlass auch ein gutes Essen. Als ich in die Küche ging, um ein Messer zu holen, sah ich eine Menge junger Knaben, die wie gierige Tiere Reste assen - das was vom Dinner übrig war, sogar Hunde haben mitgegessen. Das ist Kolkata live.

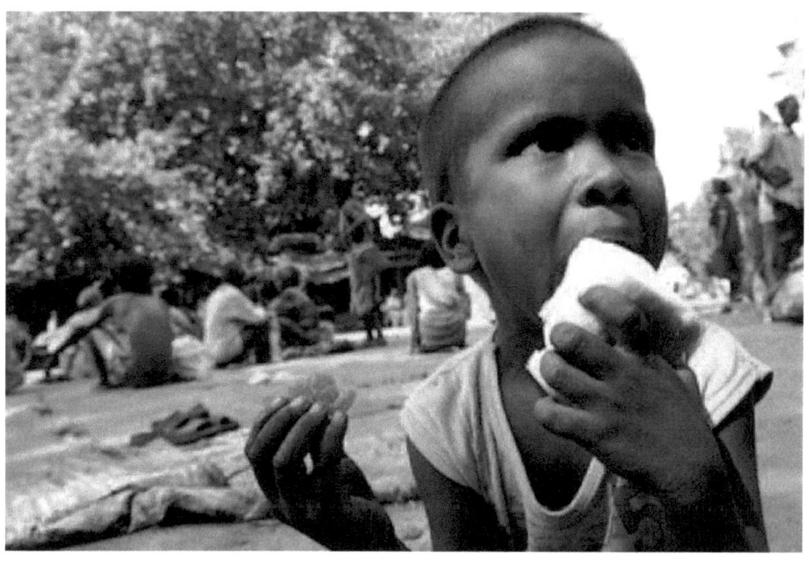

[34] http://2.bp.blogspot.com/-U-sPmYPfDY8/Tsy6shHSBdI/AAAAAAAAAQo/UCnySTr9w-0/s1600/Poor+Children+in+India.jpg

Palliative Care in Indien ist ganz anders als wir es in der Schweiz kennen.
Ein zirka 50 Jahre alter Mann lag am Boden in seinen eigenen Fäkalien. Er war übersät mit eiternden Wunden an Armen und Beinen, die voller Würmer waren. Ausserdem roch der Mann stark nach Alkohol. Sein Anblick liess mich erstarren. Dass es so etwas in unserer heutigen Zeit überhaupt noch gibt, konnte ich nicht begreifen. Ich überwand meine Scheu, kniete mich zu ihm nieder und fragte ihn, ob er durstig sei. Er bejahte meine Frage. So gab ich ihm meine Wasserflasche und er trank gierig mit grossen Schlucken. Danach sagte er zu mir: „I`m hungry sister, please help me with a little bit of food." Also kaufte ich ihm etwas an einem Essensstand und brachte es ihm. Er verschlang es in wenigen Minuten wie ein hungriges Tier. Danach versuchte ich eine Wolldecke zu organisieren, damit er nicht auf dem kalten Steinboden liegen musste. Ich merkte, dass ich an meine Grenzen kam, da ich kein Verbandsmaterial dabei hatte und auch keine Waschutensilien. Dieser Mensch musste fürchterliche Schmerzen haben, mit all diesen Wunden, er gab jedoch keinen Laut von sich, sondern hatte stets ein Lächeln in seinem Gesicht.

So ging ich ins Mutterhaus der Missionaries of Charity und bat um Hilfe für diesen Mann. Ich bat um einen Platz im Sterbehaus Kalighat, damit er dort versorgt werden könnte. Leider bekam ich von den Schwestern keine Hilfe, sie schauten ihn an und sagen zu mir: „Das ist kein guter Mann. Er trinkt. Daher bekommt er keinen Platz in Kalighat und auch nicht in einem anderen Haus von Mutter Teresa".
Was sollte ich nun mit ihm tun? Niemand konnte mir helfen. Ich war hier eine Fremde und wusste nicht, wo das nächste Hospital war. Ich war sehr verzweifelt und traurig über diese Rückmeldung von den Schwestern. Ich war mir in meinem Herzen ganz sicher, dass Mutter Teresa mir geholfen hätte, denn sie hatte vor vielen Jahren genau solche Menschen von der Strasse geholt. So begann ich zu beten, wie ich dies immer tue, wenn ich nicht mehr weiter weiss. Ich sass neben dem Mann und hatte mir zum Ziel gesetzt, ihn nicht alleine zu lassen, auch wenn ich die Nacht draussen verbringen musste, egal was passiert. Mir war alles

andere als wohl dabei und ich hatte auch Angst, doch meine Überzeugung, dass Hilfe kommen würde, war grösser als meine Angst.

Mittlerweile war es zwanzig Uhr am Abend. Die Angestellten meines Hotels machten sich schon Sorgen, dass ich um diese Uhrzeit noch nicht wieder zurück war und schickten jemanden zur Polizei, damit sie nach mir suchen. Doch war es nicht einfach mich in dieser Megacity mit 15 Millionen Einwohnern zu finden. Es gab allerdings den einen Anhaltspunkt: ich war immer in dem Slum, der in der Nähe des Mutterhauses lag, um Armen zu helfen. So sass ich neben dem Mann und wir tranken einen Chai-Tee. Es wurde dunkel und sehr ungemütlich. Viele Männer sprachen mich an und wollten Geld von mir. Es war mir gar nicht mehr wohl, also musste ich etwas unternehmen. So konnte ich hier die Nacht nicht verbringen. Es war einfach viel zu gefährlich für mich als weiße Frau.

So ging ich zu dem Notfall-Ambulatorium der Mutter Teresa-Schwestern in der Nähe des Sealdah-Bahnhofs und betete, dass noch jemand dort sein möge um einundzwanzig Uhr am Abend. Als ich dort ankam, war bereits geschlossen. Ich war mitten unter tausenden Menschen und ich dachte immer nur daran, wie ich diesem Mann nur helfen könnte.
Wie aus heiterem Himmel, kam ein freiwilliger Helfer auf mich zu, den ich bereits kannte und ich schilderte ihm meine Situation. Wir gingen zusammen zu dem Mann, er sah ihn und bat mich bei ihm zu bleiben, er hole eine Trage. Eine Stunde später kam er mit der Trage an und wir trugen den Patienten zwei Stunden durch Kolkata bis wir endlich das Fundation Hospital[35] erreichten.
Ich war so glücklich, mir liefen die Tränen nur so über mein Gesicht und ich war total erschöpft. Dieser Mann bekam nun eine Behandlung, ob er es überleben würde, wusste ich nicht, doch als ich ihm auf Wiedersehen sagte, drückte er mir die Hand und er hatte ebenfalls Tränen in den Augen.

[35]Das sind Hospitäler, die von verschiedenen Stiftungen getragen werden und sich aus Spendengeldern finanzieren.

Der Helfer und ich fuhren mit dem Bus zurück zu meinem Hotel. Dort herrschte noch immer eine riesige Aufregung. Umso größer war die Freude, dass mir nichts passiert war. Jedoch musste ich mir auch einiges anhören, dass man so etwas nicht macht als Europäerin in Kolkata.

Anhand dieser Geschichte können wir zusammen evaluieren, was Palliative Care in Indien ist: nämlich einfach da zu sein, die Menschen ernst zu nehmen und zu ihnen zu stehen, auch wenn sie übel riechen und ihre Wunden schrecklich aussehen. Dies ist meine Aufgabe hier in Kolkata, die Palliative Care, die getan werden muss. Viele von ihnen werden nun vielleicht meinen, diese Frau hat ja ein Helfersyndrom und sie ist des Wahnsinns. Doch ich würde es genauso wieder machen, wie ich es getan habe. Denn die grösste Armut ist der Hunger nach Liebe und die Einsamkeit.

In Indien fehlen auf dem Gebiet der Palliativmedizin so viele medizinische und diagnostische Hilfsmittel für die todkranken Menschen. Palliative Care in Indien ist eine Haltungsarbeit, eine Kultur der eigenen Einstellung zu Leiden, Leben und Tod. Diese Haltung, diese Kultur benötigt viel Reife und Erfahrung und kann nicht von heute auf morgen entstehen. Diese Einstellung ist ein wesentlicher Punkt, der das Leben so anders erscheinen lässt, als in der Schweiz.

Ein anderes gutes Beispiel zeigt die Studie „Pain and suffering as viewed by the hindu religion“ in: The journal of pain, Ausgabe 8, vom August 2007, Seite: 607 bis 613.[36]

Es ist erstaunlich, aber religiöse oder gläubige Menschen gehen mit Schmerzen anders um. Es scheint, dass gerade diese Menschen viel mehr aushalten können, weil sie eine andere Einstellung zu Leiden, Leben und Tod haben. Wem wollen wir helfen? Geht es um den Schmerz der Pflegenden, der Ärzte, der Sozialarbeiter oder den der Angehörigen? Können oder wollen wir den Schmerz nicht mehr aushalten? Können wir das Leid nicht mehr sehen und versuchen alles zu sedieren? Dies sind wichtige Fragen, die wir uns stellen müssen. Wenn wir uns diese Fragen nicht stellen, können wir die Haltung von Leid und Armut nicht verstehen. Wir müssen lernen die Armut in unserer eigenen Welt zu erkennen, in unseren Familien, bei unserer Arbeit. Dies fordert viel Feingefühl, doch nur so können wir wachsen in der Haltung und im Umgang mit der Armut dieser Welt.

Wenn wir von palliativen Situationen sprechen, meinen wir auch die Haltung und die Kultur diesbezüglich. Es ist ein Umdenken für uns Europäer, Manchen gelingt es und Manchen gelingt es eben nicht. Seien wir stets offen für Neues und bleiben nicht stehen, denn das Leben ist zu kurz für solche Experimente. Bedenke Mensch, du kannst nichts mitnehmen an materiellen Gütern in den Himmel, in das Nirwana oder das Jenseits.

---

[36] Vgl.: www.sciencedirect.com

Kapitel 4

Indien – Schweiz
Kolkata - Zürich

„Wenn wir uns zu viele Sorgen
über uns selbst machen,
werden wir keine Zeit
für andere haben.“
(Mutter Teresa)[37]

Indien und die Schweiz kann man mit den beiden Hirnhälften vergleichen. Äusserlich gleich und doch so verschieden.

[37] Vgl.: Fussnote 1, Seite 1.

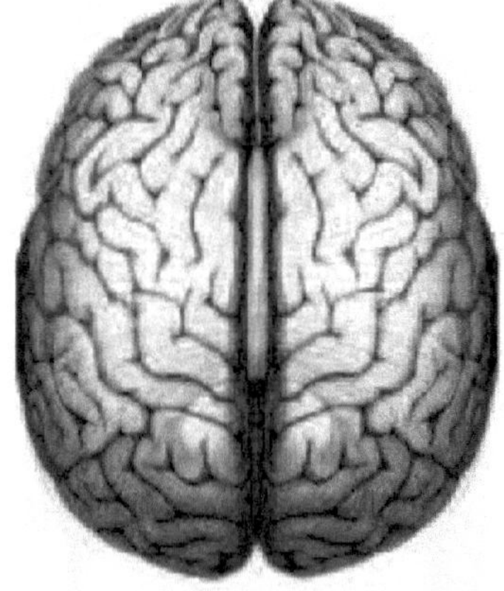
[38]

Die zwei Hälften des menschlichen Gehirns und ihre Bedeutung

Kolkata und Zürich: zwei Welten, zwei Kulturen, zwei Generationen.

Armut und Reichtum - und vieles mehr? Ich habe Mühe zu vergleichen und eigentlich lassen sich diese beiden Welten gar nicht vergleichen. Es zerreisst mir das Herz.

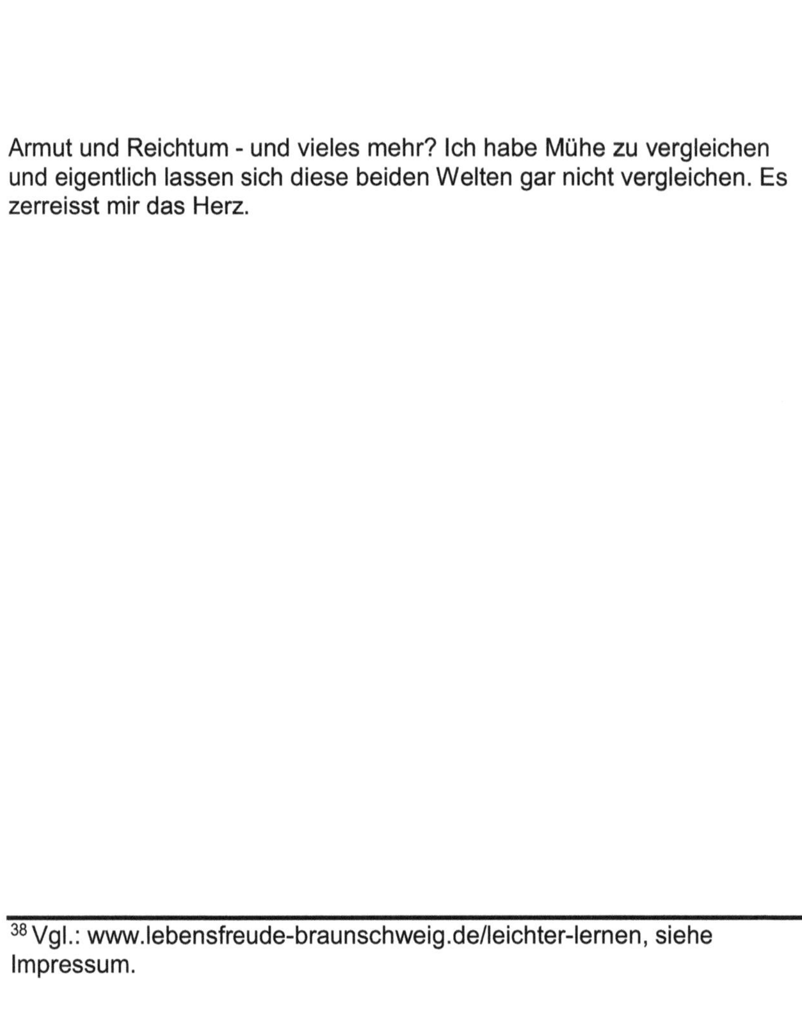

[38] Vgl.: www.lebensfreude-braunschweig.de/leichter-lernen, siehe Impressum.

Es ist schwer für mich in Zürich zu arbeiten und jedes Jahr in Kolkata all das Elend zu sehen und diesen Spagat auszuhalten.

Hier leben wir im Überfluss, dort fehlt es an allen nur erdenklichen Mitteln. Ich weiss oft nicht, wie damit umgehen.
Kürzlich sah ich in einer Auslage eines Zürcher Uhrengeschäfts eine Herrenuhr für 7000 Schweizer Franken. Ich muss ihnen nicht extra sagen, dass ich im Kopf ausgerechnet habe, wie vielen Menschen ich für dieses Geld Essen kaufen könnte oder wie viele Schlafplätze ich damit einrichten könnte. Mir ist sehr wohl bewusst, dass wir in der Schweiz privilegiert leben. Ich schätze gewisse Dinge sehr und doch komme ich immer wieder in einen Zwiespalt. Immer wieder sehe ich Bewohnerrinnen und Bewohner in den Slums vor mir. Ich sehe bettelnde Kinder, die eigentlich zur Schule gehen sollten. Ich sehe Jugendliche auf dem Straßenstrich. Ich sehe alte Frauen, die verstoßen oder verprügelt werden. Ich sehe Sterbende auf offener Strasse. Ich sehe Menschen mit Wunden voller Würmer. Ich rieche den Geruch von Kolkata in meiner Nase. Ich höre die Stimmen von Kolkata in meinen Ohren.

All dies geht mir durch den Kopf, wenn ich an diese Uhr denke.
Viele von ihnen denken jetzt vielleicht, dass ich kein gutes Haar an der Schweiz lasse, aber dem ist nicht so, ich lebe ja einen grossen Teil des Jahres hier. Doch wenn man die Armen so gesehen hat, wie ich sie gesehen habe, dann fällt es immer schwerer diesen selbstverständlichen Reichtum einfach zu akzeptieren, ohne ihn zu hinterfragen. Ich bin dankbar für unser Gesundheitssystem in der Schweiz. Ich bin dankbar für das Dach über meinem Kopf und meinen guten Job. Ich weiß dies alles sehr zu schätzen.

Ich vermisse jedoch:
Das Lächeln, das fröhlich sein, die Unbeschwertheit, das Gefühl zu teilen, auch wenn ich kaum etwas besitze. Ich gebe es dir, denn du bist mir wichtig. Diese Haltung begleitet uns durch das ganze Buch. Beide Länder haben ihre Stärken und ihre Schwächen. In Indien ist so vieles nicht geregelt und vieles ist nicht gerecht: die grosse Armut, die Regierung, das Kastensystem, die Hygiene, die Krankheiten und der Umgang mit der Umwelt, um nur das Wichtigste zu nennen.

Doch allen Umständen zum Trotz versprühen diese Menschen eine Lebensfreude, die ich in der Schweiz nicht spüre. Ich kann nur immer wieder betonen, wie gross das Herz der Armen ist und wie diese Menschen teilen, obwohl sie selber so wenig besitzen. Das ist für mich sehr bemerkenswert.

In der Schweiz haben wir ein sehr gutes Gesundheits- und Versicherungssystem. Bei uns muss niemand auf der Strasse schlafen. Wir haben genügend zu Essen und zu trinken. Unsere Regierung ist sehr bemüht für Recht und Ordnung zu sorgen. Wir haben die besten Ärzte und Krankenhäuser der Welt und auch sonst sind wir in vielen Dingen führend. Der Umgang mit dem Tod ist in der Schweiz immer noch schwierig, der Gedanke an die eigene Sterblichkeit wird oft verdrängt, dabei dürften wir endlich lernen, dass der Tod zum Leben dazu gehört.

Ich vermisse:
In Kolkata eine gute medizinische Versorgung für die Armen .Ich vermisse die Sauberkeit. Und zum Beispiel eine geregelte Müllabfuhr.

Öffnen wir unsere Augen und schauen gut hin, wenn wir einen Armen sehen auf der Strasse. Arme gibt es auch in der Schweiz. Gehen wir hin zu ihm und sprechen mit ihnen. Oft werden Almosen verlangt, aber es geht nicht darum immer etwas zu geben, nein es geht darum, auf diesen Menschen zu zugehen, ihm diese Würde zu erweisen. Machen sie Halt und schenken sie dem Menschen Aufmerksamkeit und ich bin überzeugt auch mit ihnen wird etwas passieren.

Was kann die Schweiz von Indien lernen
Allgemein und in Palliative Care

„Was ist wichtig?
Worauf sollen wir hören, sag uns worauf?
So viele Geräusche - welches ist wichtig?
So viele Beweise – welcher ist richtig?
So viele Reden – Ein Wort ist wahr.
Wofür sollen wir leben, sag uns wofür?
So viele Gedanken – welcher ist richtig?
So viele Fragen – Die Liebe zählt."
(Lothar Zenetti)[39]

+
Die Frage, was die beiden Länder voneinander lernen können beschäftigt uns schon eine ganze Weile. Lassen sie uns doch nun zusammen reflektieren:
Wir wissen, dass Kolkata die Stadt mit der höchsten Zahl an Slums von ganz Indien ist. Was also passiert mit uns, wenn wir solche Bilder sehen?

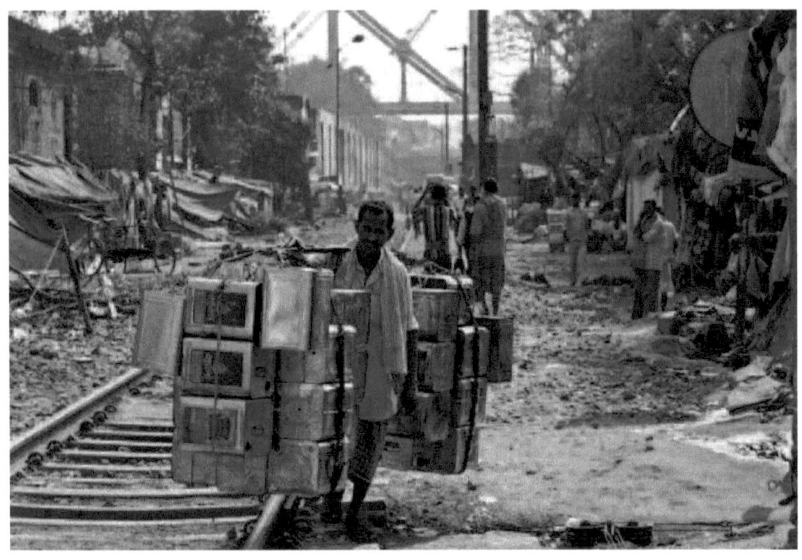

Leben und arbeiten auf der Strasse
[39]Vgl.: www.evangelische-Stadtmission-Konstanz.de
[40] http://www.foto-genial.de/tour/kolkata/07.jpg

Wenn wir solche ein Bilder sehen, dann kommen uns doch Worte wie schrecklich, fürchterlich, ungeheuerlich in den Sinn. Wir fragen uns, wie so etwas in unserer Zeit möglich sein kann. Gerade weil wir nicht unter solchen Umständen leben müssen, sollten wir umso dankbarer sein dafür, dass es uns so gut geht. Ich finde diese Bilder sehr wichtig und sinnvoll, weil sie uns die Ungerechtigkeiten dieser Welt so eindrucksvoll vor Augen führen.
Die westliche Gesellschaft verdrängt solche Bilder. Unschöne Bilder wollen wir doch gar nicht sehen in unserer Welt, die überfrachtet ist mit falschen Schönheitsidealen. Alles muss gut reichen, gut aussehen, gut gebaut sein und noch dazu hochmodern. Ich sage hier ganz einfach meine Meinung. Wir wollen immer mehr, wir wollen immer moderner sein und brauchen immer die neuesten Dinge. Wir geben uns nicht zufrieden mit dem einfachen, nein es soll immer das Beste sein.
Damit will ich zum Ausdruck bringen, dass die Schweiz von Indien lernen kann, sich auseinanderzusetzen mit der Realität anderer Menschen, denen es schlecht geht. Wir müssen lernen, dass gerade in diesen Bildern so viel Leben und Liebe von Menschen stecken, die alles geben würden, was sie haben, um uns Ehre zu erweisen. In der Schweiz dürfen wir nicht die Augen verschliessen vor diesen katastrophalen Lebensumständen. Wir dürfen nicht denken, lass mich mit diesen Bildern zufrieden. Wie müssen lernen, dass diese Armut auch zu unserem Leben gehört. Dabei sollten wir nicht vergessen, wie gut es uns geht und dafür zu danken.

Es wäre toll, wenn mehr Schweizer Freiwilligen Arbeit leisten würden, sei es in Indien, sei es in anderen Dritte Welt-Ländern oder auch im eigenen Land. Es gibt so viel zu tun. Nicht einfach nur spenden, sondern anpacken. Diese Armut aus nächster Nähe zu sehen, die Menschen sehen und mit ihnen zu sprechen, dann werden sie verstehen, was ich damit meine und dann werden sie auch nicht mehr so erschrecken, wenn sie Bilder sehen von den Slums dieser Welt.

Palliative Care

In diesem Kapitel geht es mir um das Lernen voneinander. Die Schweiz lernt von Indien und Indien von der Schweiz. In Indien ist die medizinische Hilfe für todkranke Menschen minimal, vergleicht man sie mit der Schweiz. Ich frage gerne bewusst provokativ, ob und für wen wir all diese medizinischen Hilfsmittel benötigen? Ich habe sehr oft gesehen, dass todkranke Menschen Schmerzen hatten und es an den nötigen Schmerzmedikamenten fehlte. Selbst das Geld für einen Transport in ein Krankenhaus kann oft nicht aufgebracht werden. Wunden werden behandelt, bei deren Versorgung eigentlich eine Vollnarkose nötig wäre, aber dafür gibt es weder die notwendigen Apparate, noch die gebrauchten Medikamente. Wir sehen die „nackten“ Tatsachen und es sind viel Fachwissen, Improvisation und Kreativität gefragt, wenn sie in Kolkata todkranke Menschen pflegen.

Im Folgenden stelle ich ein paar gedankliche Anregungen zusammen, die man beachten sollte, wenn man in Dritte Welt Länder geht, um todkranke Menschen zu begleiten und zu pflegen:

1) Sprechen Sie ein Gebet, egal ob sie einer Religion angehören oder nicht. Formulieren Sie einen Hilferuf, an welchen Adressaten ist egal. Beginnen sie den Tag immer mit der Bitte um Hilfe und Führung für ihre Arbeit. Das brauchen Sie.
2) Holen sie sich Hilfe beim Übersetzen der jeweiligen Landessprache. Nur so verstehen die Patienten medizinische Anweisungen und können ihnen Folge leisten.
3) Wenn es um konkrete Verrichtungen geht, wie zum Beispiel einen Verbandswechsel, vergewissern sie sich, ob die Patienten Schmerzmedikamente bekommen haben und fragen sie, wie lange die letzte Gabe her ist. Wenn keine Schmerzmedikamente gegeben wurden, aus welchen Gründen auch immer, beten sie um eine gute Führung für die weiteren Interventionen.

4) Wenn sie keine Medikamente oder Hilfsmittel zur Hand haben, zum Beispiel unterwegs auf der Strasse, helfen sie so gut es eben geht und bitten um höheren Beistand. Halten sie die Person, egal in was für einer Situation sie sind. Wenn es blutet, nehmen sie ein Stück von ihren Kleidern und machen einen Druckverband und beten, dass Hilfe kommt. Sie wird kommen, glauben sie mir.

Am wichtigsten ist die Einstellung, die innere Haltung zu den Schmerzen. Sie müssen nicht immer sofort gelindert oder gar unterdrückt werden. Sie sollten genauestens beobachten, ob der Patient den Schmerz aushalten kann. Ist dieser Schmerz wirklich nur körperlich oder hat er andere Komponenten (sozial, materiell, psychisch). Das sind die bekannten Konzepte aus der ganzheitlichen Sicht des Schmerzverständnisses, doch wir vergessen immer wieder, welchen Schmerz wir lindern. Vielleicht geht es um meinen eigenen Schmerz, den ich nicht mehr aushalte, wenn ich Patienten sehe, die sehr stark leiden. Ich muss immer hinterfragen, ob es mir wirklich um die Not des Patienten geht oder um die eigene Befindlichkeit. Zu einem bestimmten Zeitpunkt im Sterbeprozess tritt das sogenannte Todesrasseln auf, welches für den Patienten eigentlich nicht belastend ist und zum Sterbeprozess gehört. Benützen wir sofort einen Absaugkatheter, um es dem Patienten leichter zu machen, oder weil wir oder die Angehörigen das Geräusch nicht mehr aushalten? Auch in diesem Punkt geht es wieder um die Haltung, um die Kultur und die Frage, wie gehe ich mit todkranken Menschen um und welche Leiden müssen gelindert werden, die von uns oder von den Patientinnen und Patienten.

Was kann Indien von der Schweiz lernen
Allgemein und in Palliative Care

Wage zu träumen
von dir
und dem, was du nicht bist

Wage zu träumen
von dir
und dem, was du nicht hast

Wage zu träumen
von dir
wie du wirklich bist

Wage zu träumen
von dir
und nach dem Erwachen
verwasche nicht
dein traumhaft wahres
Gesicht

(Margot Bickel)[41]

Indien ist ein armes Land mit vielen verschiedenen Problemen, wie zum Beispiel Slums, viele ansteckende Krankheiten, immensen hygienischen Problemen, mit der Müllentsorgung, Sauberkeit, fehlender Abwasserentsorgung und medizinischer Versorgung, um nur einen Teil zu nennen.

Ein Land mit dem Kastensystem „Der Begriff (portugiesisch/spanisch casta, „Rasse“, von lateinisch castus, „rein“) wird in der Völkerkunde und der Soziologie in erster Linie mit einem aus Indien bekannten und religiös abgestützten sozialen Phänomen der Abgrenzung und hierarchischen Anordnung von gesellschaftlichen Gruppen assoziiert. Die Einteilung nach Sozialstrukturen betrifft vor allem Herkunft, Heirat und Arbeitsteilung. Der Begriff wird aber auch umgangssprachlich oder soziologisch allgemein benutzt und auf einzelne Gruppierungen anderer und sogar moderner Gesellschaften angewandt. Das Kastenwesen im eigentlichen Sinne ist insbesondere in Indien verbreitet."

Indien muss immer noch daran arbeiten, die oben genannten Probleme zu beseitigen. Das ist ein langwieriger Prozess. Vieles hat sich schon zum Besseren entwickelt, dennoch gibt es unglaublich viel zu tun. Wie wir wissen, wohnen und sterben in Indien Menschen auf offener Strasse. Wie bereits erwähnt, sind die hygienischen Bedingungen eine Katastrophe. Bei fünfundvierzig Grad im Sommer riecht es noch schlimmer als im Winter bei zwanzig Grad. In Kolkata wird der Müll einfach auf die Strasse geschmissen. Die Notdurft wird einfach auf der Strasse verrichtet. Von Sauberkeit wie in der Schweiz ist hier nichts zu sehen. Das Wasser, das aus der Leitung kommt, ist braun und kann auf keinen Fall getrunken werden, ohne vorheriges Abkochen. Besonders speziell und gewöhnungsbedürftig sind die indischen Toiletten.

[41]Vgl.: www.history.saarsweety.de/gedichte_bickel.htm

[42]Vgl.: www.wikipedia.de/wiki/Kaste (Stand 06.10.2013)

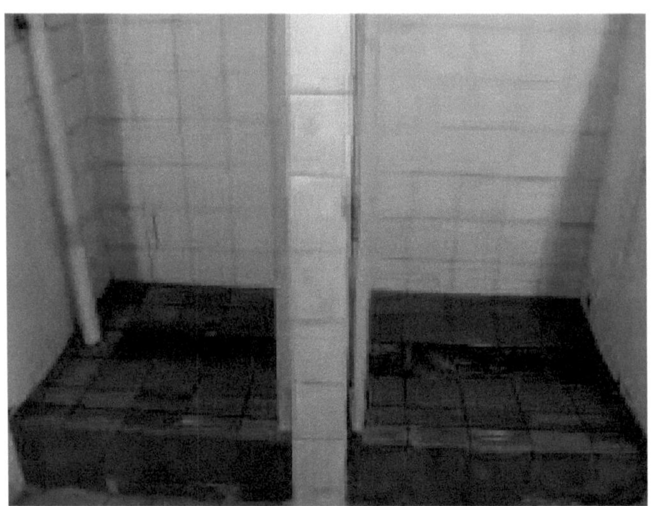
kein Papier, keine Spülung

[43]https://upload.wikimedia.org/wikipedia/commons/thumb/5/55/TWH_Factory_Building_old_squat_toilet.jpg/220px-TWH_Factory_Building_old_squat_toilet.jpg

Indien könnte von der Schweiz lernen, wie effiziente Müllentsorgung funktioniert. Es müssen keine teuren Müllwagen angeschafft werden, der Müll muss schnell von der Strasse gebracht und an geeigneter Stelle verbrannt werden. Dazu müssen Leute ausgebildet werden. Dies könnte mit Schulungen durch Schweizer Fachkräfte vor Ort geschehen. Hier würden zudem Arbeitsplätze geschaffen.

Ebenso kann Indien vom schweizerischen Medizin-Knowhow profitieren, mehr öffentliche Versorgungscenter mit Fachpersonen einzurichten, dann könnte viel mehr Armen geholfen werden. Es müssten zahlreiche öffentliche Toiletten und Duschgelegenheiten gebaut werden. In Hygienekursen könnten die Menschen unterrichtet werden über die Notwendigkeit, sich mindestens einmal pro Woche gründlich zu waschen, auch im Hinblick auf Krankheitsvorbeugung. Somit könnten auch wieder

Arbeitsplätze entstehen, bei den baulichen Massnahmen, den Schulungstätigkeiten und dem Unterhalt der entsprechenden Anlagen. Hygiene ist das Wichtigste in der Pflege von schwerkranken sterbenden Menschen. Ohne diese kommen wir nicht weiter und darum ist dies für mich das wichtigste Lernziel, das in Indien umgesetzt werden muss.

Palliative Care

Kolkata wird auch die Stadt des Todes genannt. Es gibt nicht genug professionelle medizinische Versorgung für chronisch unheilbar Kranke. Es gibt unzählige Leprakranke. Lepra wird auch als Krankheit der Armen bezeichnet. Mutter Teresa hat sich dieser Menschen besonders angenommen, als eine der Wenigen. Sie war mit einer mobilen Klinik unterwegs und später wurde das grosse Zentrum in Kolkata gegründet. Es gibt viele Versorgungszentren, die höchst unprofessionell betrieben werden und leider auch sehr teuer sind, so dass sich die meisten Kranken eine Behandlung dort gar nicht leisten können. Zudem sind viele dieser Zentren unhygienisch. Es wäre sinnvoller aus öffentlicher Hand finanzierte Notfall-Ambulatorien einzurichten mit sauberen Instrumenten und ausgebildetem Fachpersonal. Auch hier gibt es zahlreiche Beispiele in der Schweiz, an denen man sich orientieren könnte. Ich denke da an die Unterkünfte von Pfarrer Sieber in Zürich.

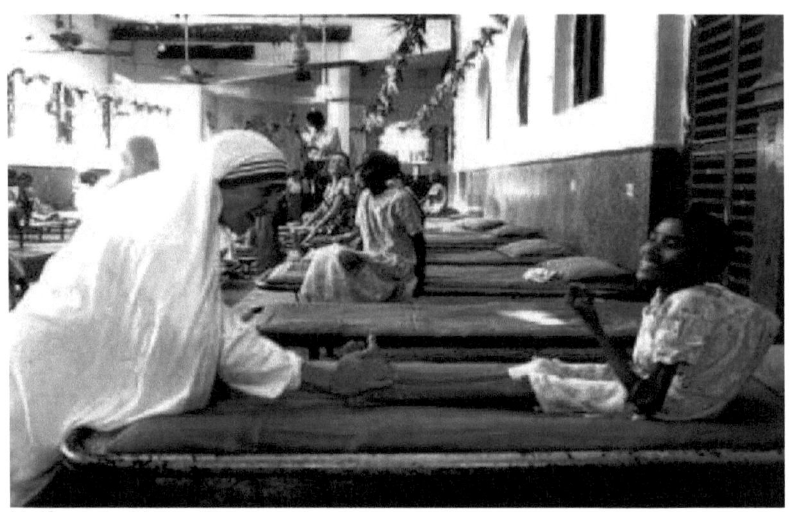

Helfen wie Mutter Teresa - beginnen wir hier

„Es gibt viele Leute, die große Dinge tun können.
Aber es gibt sehr wenige Leute, die kleinen Dinge tun."
(Mutter Teresa)[45]

[44]http://www.gruppomissionariomerano.it/images/content/258509_26016_1_N_0_0_0_2695729/101082-2996.jpg

[45]Vgl.: www.endlichlebendig.de/zitate-mutter-teresa/

Kapitel 5

Spirituelle Dimension von Mutter Teresa

„Schon früher habe ich zu den Leuten,
die mir erzählten, sie würden gerne
den Armen dienen, wie ich es tue, gesagt:
Was ich tue, können Sie nicht tun.
Was Sie tun, kann ich nicht tun.
Aber zusammen können wir
etwas Grossartiges für Gott tun."
(Mutter Teresa)[46]

[46] Vgl.: Fussnote 1, Seite 1.

Mutter Teresa war eine Frau des Gebets. Jeder Tag begann bei ihr mit der Laudes um fünf Uhr, anschließend folgte um sechs Uhr die Heilige Messe. So konnte sie in den Tag starten, sonst hätte sie all dieses Elend nie ausgehalten. Mutter Teresa sagte oft: „ich sehe Jesus in den Körpern der Armen, der Ausgestoßenen, der Einsamen. Das ist unser Jesus. Er dürstet nach Liebe, nach deiner und meiner Liebe." Darum findet man in jeder Kapelle des Ordens direkt neben dem Kreuz ein Schild mit der Aufschrift „I thirst".

Als junge Schwester - dem Loretto-Orden angehörend - besuchte sie in Darjeeling ihre jährlichen Exerzitien. Im Zug auf dem Weg dorthin veränderte sich das Leben von Mutter Teresa. Sie hatte eine Vision. Jesus sprach zu ihr: „Komm meine Kleine, trage die armen Seelen zu mir." So erzählten es mir ihre Schwestern. Dabei sah sie Bilder der Slums von Kolkata vor ihrem geistigen Auge.
Von diesem Zeitpunkt an kämpfte Mutter Teresa für ihren heutigen Orden, die Missionarinnen der Nächstenliebe. Es war ein weiter Weg dorthin. Sie war mit ihrem Beichtvater verbunden, im Gebet und in Briefen. Der Ortsbischof und auch die Mutter Oberin des Loretto-Konvents wollten sie davon abhalten, weil sie dachten, sie sei zu schwach für eine solche Aufgabe.

Doch Jesus Wille geschah und Mutter Teresa gründete ihre Kongregation. Sie sah sich und Ihre Schwestern als kontemplative Ordensfrauen, deren Aufgabe es war, den dürstenden Jesus in den Slums von Kolkata bei den Armen zu finden und ihm zu dienen.

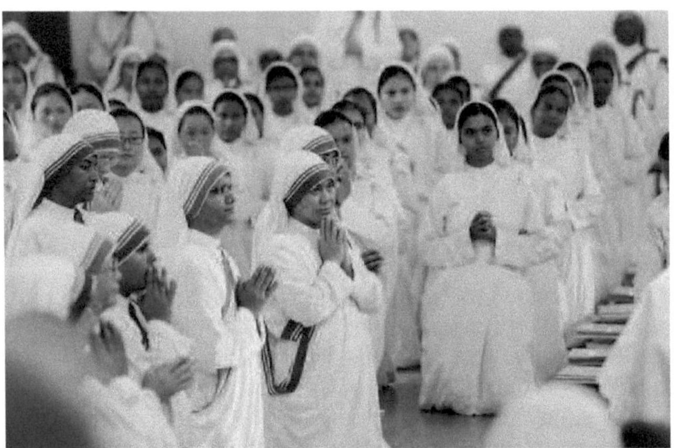

Schwestern und Novizinnen des Ordens
[47]http://thedialog.org/wp-content/uploads/2016/08/0902.motherT.birthday-300x189.jpg

Mutter Teresa wiederholte stets, dass sie und ihre Mitschwestern keine Sozialarbeiterinnen, keine Krankenschwestern oder Ärztinnen sind. Auch wenn wir tagtäglich Menschen pflegen und begleiten, sind wir in erster Linie kontemplative Ordensschwestern. Wir dienen Jesus. Heute gibt es rund 4500 Schwestern aus 90 Nationen, die in aller Welt Dienst an den Ärmsten der Armen tun. Sie unterhalten 710 Häuser in 130 Ländern. Allein in Indien helfen sie an 228 Standorten.[48]

[48]Vgl.:www.relilex.de/missionarinnen-der-naechstenliebe/

Gedanken der Autorin

Gefahren der heutigen Zeit

Schauen wir in die Gesichter der Menschen in den reichen Ländern, sehen wir Armut in klarster Weise. Es gibt keine materielle Not, im Gegenteil. Doch wenn sie genauer und tiefer in die Augen und in den Alltag schauen, können sie die Armut sehen. Ich meine seelische Armut.

Hunger to Love,
Afraid for compassion,
Afraid that I'm not the best,
Afraid that one person is better than me.[49]

Ich war neulich an einer Pflegetagung und verfolgte Vorträge zu den Themen Effizienz, Motivation, Innovation, mehr leisten mit weniger Ressourcen, Prioritäten setzten und zum Schluss Spitzenmedizin braucht Spitzenpflege. Ich fühlte mich regelrecht fehl am Platz in dieser Weiterbildung. Denn, gemessen an den Themen der Veranstaltung, bewegt sich die Pflege hier zu Lande in eine völlig falsche Richtung. Wenn die Priorität auf die Produktivität gelegt wird, leidet Pflege eben an dieser seelischen Armut, wie oben beschrieben. Der heutige Bereich Pflege ist auch geprägt von Titeln. Man muss möglichst viele Titel haben, um erfolgreich zu sein und Karriere zu machen. Man vergisst zunehmend die eigentliche Aufgabe der Pflegenden, man vergisst ihre Berufung, davon darf man in der Pflegewelt gar nicht mehr sprechen.

Doch wo bleibt in diesem System der Patient?

Er scheint verloren gegangen zu sein, er ist aus dem Blickwinkel verschwunden. Diese Form der Armut ist genauso schlimm wie die körperliche und materielle Armut in den Entwicklungsländern. Nur in einem Punkt sind uns diese Länder Meilensteine voraus. Sie sehen den Menschen als Ganzes und geben nichts auf Titel. Sie zeigen Herz, da braucht es keine Titel, ob als Professor, Doktor, CAS (Certificat of advanced studies) oder MAS (Master of advanced studies) Absolvent. Ich möchte ihnen gerne ein Gebet von Franz von Assisi mitgeben, das zeigt, was Reichtum wirklich meint:

Herr, mach mich zu einem Werkzeug deines Friedens.
Wo Hass herrscht, lass mich Liebe entfachen.
Wo Beleidigung herrscht, lass mich Vergebung entfachen.
Wo Zerstrittenheit herrscht, lass mich Einigkeit entfachen.
Wo Irrtum herrscht, lass mich Wahrheit entfachen.
Wo Zweifel herrscht, lass mich Glauben entfachen.
Wo Verzweiflung herrscht, lass mich Hoffnung entfachen.
Wo Finsternis herrscht, lass mich Dein Licht entfachen.
Wo Kummer herrscht, lass mich Freude entfachen.

O Herr, lass mich trachten:
nicht nur, dass ich getröstet werde, sondern dass ich tröste,
nicht nur, dass ich verstanden werde, sondern dass ich verstehe,
nicht nur, dass ich geliebt werde, sondern dass ich liebe,
denn wer gibt, der empfängt,
wer sich selbst vergisst, der findet,
wer verzeiht, dem wird verziehen,
und wer stirbt, der erwacht zum ewigen Leben.[50]

---

[50]Vgl.: Fussnote 13.

Ich kann mir gut vorstellen, dass viele denken, dieses Gedicht oder vielmehr Gebet sei hier fehl am Platz. Wie soll ich mich selber vergessen, wo ich doch so wichtig bin und mich mit all den Positionen und Titeln in den Mittelpunkt stellen kann.
Wo soll ich verzeihen? Ich habe doch immer Recht und kämpfe darum. Ich soll auf mein Recht verzichten. Sicher nicht.
Ich will leben, nicht sterben. Das Leben mit allen materiellen Vorzügen geniessen, nicht an das Sterben denken oder gar an den eigenen Tod. In diesen Gedanken finden wir Antworten auf:

Es fehlt uns Menschen in den westlichen Ländern an Demut und Nächstenliebe. Wir sind zu sehr mit uns selber beschäftigt. Die heutige Welt möchte immer noch mehr, noch schneller im Alltag vorankommen. Ganz nackt stehen sie da die Menschen der heutigen Zeit, geprägt von Materialismus und Angst. Ich möchte Sie einladen zu teilen und sich nicht zu wichtig zu nehmen und sich selber auch einmal zu vergessen.

Hunger to Love,
Afraid for compassion,
Afraid that I'm not the best,
Afraid that one person is better than me.[49]

Ich möchte gerne noch über eine weitere Begebenheit aus meiner Zeit in Kolkata berichten:

Es war an einem Nachmittag im Herbst. Ich war am Bahnhof in der Nähe der Ambulanz der Missionarinnen der Nächstenliebe mit einem freiwilligen Helfer verabredet. Ich wollte ihm helfen bei seiner Arbeit in den Slums. Ich hielt nach ihm Ausschau, doch ich konnte ihn nirgends entdecken. Also ging ich in die Bahnhofshalle hinein. Dort wimmelte es nur so von Menschen. Das Gedränge war so gross, dass ich dachte, jetzt muss mir Jesus helfen, sonst komme ich hier nicht mehr lebend hinaus. Wie aus heiterem Himmel packte mich mein lieber Freund am Rucksack und wir gingen wieder aus der Bahnhofshalle hinaus. Draußen bat er

mich um Hilfe. Wir mussten zwei Patienten in ein Foundation Hospital bringen, da ihre Wunden sehr gross und auch hochinfektiös waren.
Er holte die nötigen Unterlagen und wir gingen los. Leider war einer der Patienten in der Menge verloren gegangen und mein Freund musste wieder zurück, um ihn zu suchen.
Mich schickte er mit dem anderen Patienten erneut zum Bahnhof, da wir mit dem Zug zum Hospital fahren mussten. Auf dem Weg zum Bahnsteig begann die Wunde des Mannes massiv zu bluten. Niemand half, alle standen herum und schauten auf mich. Ich riss von meinem Rock ein Stück Stoff ab und stillte die Blutung. Plötzlich geschah etwas mit den Menschen. Als sie sahen, wie einfach es ist zu helfen, reichten sie mir Stoffstücke, die ich sehr gut für andere Patienten gebrauchen konnte.
Ich betete zum Himmel, dass mein Freund bald kommen würde und tatsächlich, nach langen zwanzig Minuten, kam er mit dem verloren Patienten zurück. Ich war sehr erleichtert. Wir stiegen in den Zug Richtung Hospital. Sie müssen sich das Gedränge in einem indischen Zug vorstellen. Als wir aussteigen wollten, kamen wir nicht durch die Masse von Menschen.
Ich hielt meinen Patienten die ganze Zeit fest. Ich bekam keine Luft mehr, weil wir so eingequetscht waren. Mir wurde schwarz vor Augen und ich fiel zu Boden. Ich hatte Todesangst und schrei laut: „Jesus, help me, Mother Teresa, help me.“ Danach weiss ich nicht mehr, was passiert war. Etwas später erwachte ich am Bahnsteig aus meiner Ohnmacht, weil mein Patient so laut schrie. Wie wir dorthin gekommen sind, kann ich nicht erklären. Seine Wunde blutete erneut, also riss ich wieder ein Stück Stoff von meinem Rock weg, der mein ganzes Hab und Gut war.
Ich hatte keine Ahnung, wo das Hospital war. Es war stockdunkel und unheimlich. Männer standen herum. Die Situation gefiel mir ganz und gar nicht. Der Patient schrie laut, ich betete erneut, gab ihm mein Kreuz und sagte, er solle es fest halten. Jesus hilft helfen. Mir war zum Weinen zumute, weil ich mir so hilflos vorkam. Wie lange dies dauerte, kann ich im Nachhinein nicht sagen. Ich betete und betete zu Mutter Maria. Auf einmal tauchte, wie aus dem Nichts, mein Freund auf mit dem anderen Patienten. Ich war darüber so glücklich, dass ich ihn umarmte.

Er suchte uns ein Taxi und fand auch eines, aber der Fahrer wollte uns nicht mitnehmen, weil wir so viele waren und er den blutenden Mann nicht transportieren wollte. Ich bat meinem Freund dem Fahrer unsere Notfall-Situation zu erklären. Aber keine Chance, das Taxi fuhr weg. Ich dachte nun, dass der Patient sterben müsste in dieser desolaten Situation.
Als plötzlich ein anderes Taxi kam, sprang ich auf die Strasse und versuchte es zu stoppen. Dabei winkte ich mit meinem Anhänger von Mutter Teresa. Der Fahrer sprach kein Englisch und ich wiederum kaum Bengalisch, aber ich sagte immer wieder: „I`m a nurse. We have an emergency situation. Please help us. You are a child from Mother Teresa. Please help us."
Irgendwie erreichte ich sein Herz und er nahm uns mit. Mein Patient war nicht mehr ansprechbar, aber er hielt mein Kreuz fest und liess es während der ganzen Fahrt nicht los. Nach einer schier endlosen Fahrt erreichten wir das Hospital und konnten den Patienten dort abgeben. Mein Patient überlebte, auch dank Gottes Hilfe. Davon bin ich fest überzeugt.

„Was du tust, kann ich vielleicht nicht tun. Was ich tue, kannst du vielleicht nicht tun. Aber wir tun alle zusammen etwas Schönes für Gott."[51]
(Mother Teresa)

[49] Übersetzung:
Hunger nach Liebe,
Angst vor Mitgefühl,
Angst, ich bin nicht der Beste,
Angst, ein Anderer ist besser als ich. (Sandra Fluri)

[50]Vgl.: zitate123.blogspot.ch/p/mutter-teresa-zitate.html

Schlusswort

Wir sind am Ende der Reise angelangt. Vieles haben wir gelernt, viel Neues erfahren. Indien/Schweiz zwei Länder mit zwei völlig unterschiedlichen Perspektiven. Armut und Reichtum, Liebe und Einsamkeit, Hoffnung und Hoffnungslosigkeit. Wichtig erscheint mir, dass wir lernen, über unseren Horizont hinauszuschauen. Dass wir uns nicht nur um uns selbst kümmern, sondern auch nach den Bedürftigen in unserer unmittelbaren Nähe schauen. Jeder Einzelne von uns ist nicht der Mittelpunkt der Welt. Wenn ich auf der Strasse einen Obdachlosen sehe, was mache ich mit ihm? Gehe ich weiter oder setze ich mich zu ihm hin und finde ein Gesprächsthema? Oder trinke ich mit ihm einen Kaffee?

Wenn ich die Schmerzen der Patienten lindern möchte, überlege ich mir, welche Schmerzen mochte ich lindern? Ist der Schmerz wirklich nur körperlich? Benötige ich nur Schmerzmittel, um diesen Schmerz zu lindern?

Palliative Care für die Ärmsten der Armen, ein Credo an die Menschheit dieser Zeit.
Lassen sie uns nicht vergessen, wir müssen nicht nach Indien reisen um der Armut zu begegnen. Nein, schauen wir in unseren Familien in unserem Umfeld, auch da finden wir die Armut hautnah.

Mutter Teresa, Ordensfrau, eine Pionierin im Umgang mit den Ausgesetzten, den Verwahrlosten, den Einsamen, den Hungernden, den Übelriechenden, den von der Welt verlassen Menschen.

Lassen Sie uns gemeinsam diese Armut angehen.

Gott segne Sie alle.

Sandra Fluri

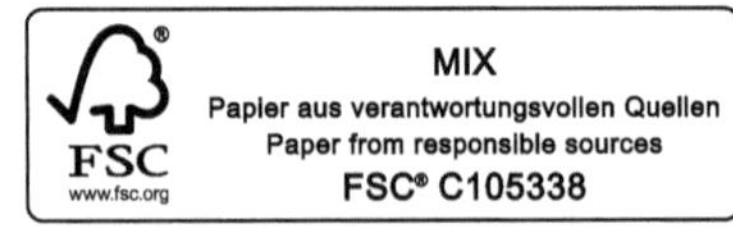

Printed by Books on Demand GmbH, Norderstedt / Germany